KB184161

역노화 혁명

상식을 뒤바꾸는 스트레스 프리 요법

WAKAGAERI KAKUMEI 1

Original Japanese edition in 2021 CHO & Company Ltd.
Korean translation rights arranged with CHO & Company Ltd.

료토쿠지 겐지 지음 · 오쿠무라 고 감수 · 김준 옮김

역노화 혁명

상식을 뒤바꾸는 스트레스 프리 요법

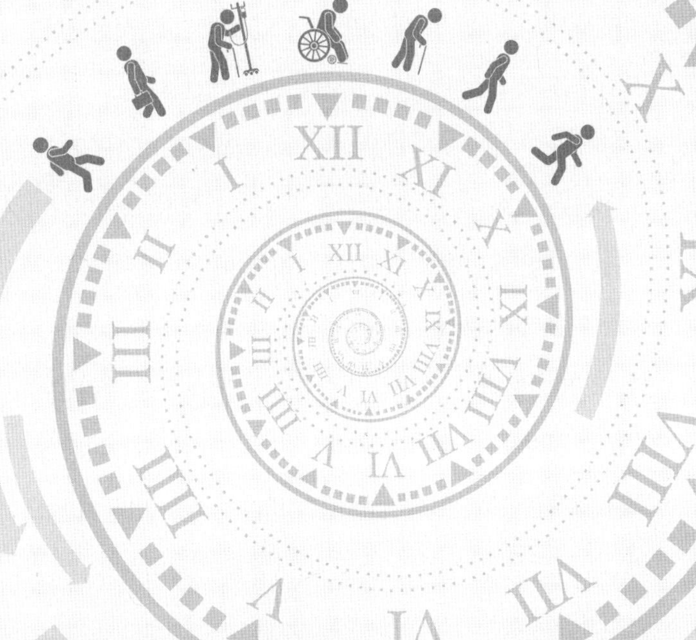

소미미디어
Somy Media

머리말

“노안이 낫는다, 백내장이 낫는다”라고 말해도 아무도 믿지 않았습니다.

“정말이라면 대단하네요”라고 모두들 이구동성으로 말했습니다.

물론 그럴 만도 합니다. 인류 역사상 아무도 가능하다고 생각하지 않았고, 또 생각할 수도 없었던 일을 실현했다고 말한들 믿지 않는 것은 당연하다고 생각합니다.

원래 노안이나 백내장은 현대 의학적으로 인류 모두가 도달하는 노화 현상 때문에 발생하는 퇴행성 병변입니다. 노안이 오면 노안경을 씁니다. 그리고 백내장의 경우 수정체를 인공 렌즈로 교환하는 치환술이 발전하여 대세가 되었고, 이에 따라 사람들의 머릿속에는 백내장에 걸리면 수술로 고친다는 공식이 성립되어 있다고 할 수 있습니다. 그러나 필자는 10년 이상 ‘스트레스 프리 요법’을 연구해 왔으며, 그 도달점은 바로 노안 및 백내장을 치료하는 의료 기술이었습니다.

그리고 저는 이 기술이 단순한 치료법의 발견 그 이상이라는 것을 깨달았습니다.

노안이나 백내장이 낫는다는 것은 '역노화', 즉 다시 젊어졌다는 뜻입니다.

이 의료 기술이 확실한 것임을 확신했을 때, 가장 먼저 떠오른 것은 '비약적으로 발전해 온 현대 의학조차도 그 진행을 멈추기는 고사하고 근본적으로 치료할 수 없다고 여겨 온 파킨슨병을 고칠 수 있지는 않을까?' 하는 생각이었습니다.

역설적으로 말하자면 난치병인 파킨슨병을 고칠 수 있다면, 현대인이 가진 대부분의 질병을 고칠 수 있을 것이라는 희망의 빛을 본 것입니다.

후술하겠지만 임상 실험 결과 이 파킨슨병은 현저하게 좋아지고 계속 치유가 되고 있습니다. 저희들은 백내장이나 노안, 그리고 파킨슨병 등의 치료 경험 데이터를 과학적으로 수집해 서구의 과학 저널에 투고하기로 했습니다.

저희는 이 기술을 일본에서 만들어진, 그리고 일본이 자랑스러워할 만한 의료 기술이라 확신하고 상표 등록과 특허 취득도 달성했습니다. 그리고 사례가 쌓이게 되면서 '스트레스 프리 요법'에 의한 역노화 기술은 확신으로 변했습니다. 저희들은 이들 기술을 총칭해 '스트레스 프리 역노화 요법'이라고 부르기로 했습니다. '스트레스 프리 요법'이란 필자가 개발한 요법으로, 직경 1.5밀리미터의 금과 알루미늄으로 만든 작은 도자(카테터)를 통해 그 이전까지는 알려지지 않았던 위치의 체표점에 화상을 입지 않는 48℃ 미만의 기분 좋은 온열을 30분에서 60분 동안 간헐적으로 가하는 치료법입니다.

이 요법을 적용한 결과 스트레스 호르몬인 혈중 코르티솔이 유의미하게 낮아지고 불과 1분 만에 뇌와 얼굴을 비롯한 전신의 혈류가 2~4배 증가했으며, 동시에 나이가 들어 감에 따라 떨어지기 마련인 성장 호르몬의 분비 및 촉진이 이루어졌습니다. 또 눈의 수정체의 대사가 개선되기도 하고 얼굴은 물론 온몸에서 역노화가 이루어지는 획기적인 치료법입니다.

다음 페이지에 있는 그래프를 봐 주십시오. 이는 나이가 들어가면서 면역 세포가 감소하는 모습을 나타낸 그래프입니다.

이 그래프에 연령별 성장 호르몬의 분비 저하율을 대입

20세 때 면역 세포의 수를 100으로 하였을 때 70대 면역 세포의 수는 10분의 1까지 저하됨

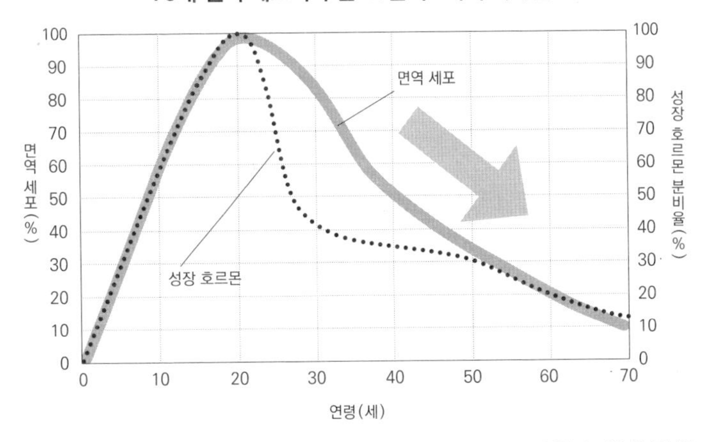

면역 세포 수의 저하율이 성장 호르몬 분비율(20세 때를 100으로 하여 산출)과 비슷한 곡선을 그리고 있습니다.

※『현대화학』(다다 도미오 · 오쿠무라 고 지음, 도쿄화학동인 출간)에서 면역 세포 수의 변화를 인용하여 수정, 저자 작성

남성의 모든 암 연령별 불이환율(2017년)

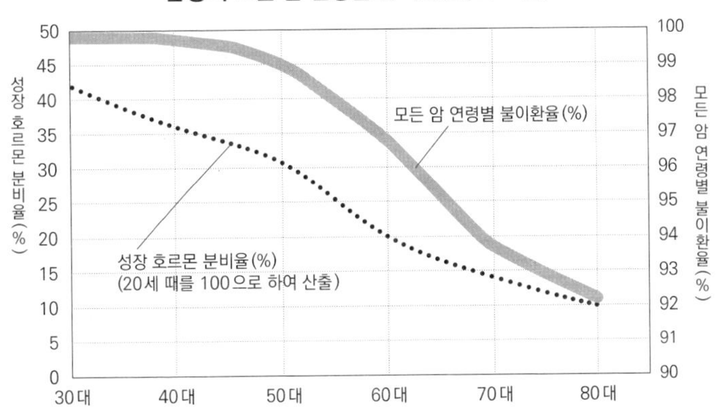

암의 불이환율(걸리지 않은 비율)도 성장 호르몬 분비율(20세 때를 100으로 하여 산출)과 거의 같은 곡선을 그리고 있습니다.

※국립암센터 연령 및 계급별 이환율(모든 암 2017년)에서 이환율을 인용 및 산출, 저자 작성

하면 두 가지 높은 수준의 상관관계가 있음을 알 수 있습니다.

즉 성장 호르몬의 저하는 인류의 면역력이 저하되는 것을 시사하는 것입니다.

또 페이지 아래쪽 그래프에서는 성장 호르몬의 저하율과 2017년에 공표된 일본인 남성의 암 불이환율(암에 걸리지 않은 사람의 비율) 역시 높은 수준으로 상관관계가 있음을 나타냅니다.

이 역시 성장 호르몬의 분비 저하가 인간의 면역 저하로 이어진다는 사실을 여실히 보여 주고 있다고 볼 수 있습니다.

우리 인류는 나이가 들어가면서 성장 호르몬이 저하되는 것을 당연한 것으로 받아들여 왔습니다.

하지만 앞에서 말한 것처럼, 필자는 나이가 드는 것과 함께 계속 줄어드는 성장 호르몬을 분비 및 촉진시키는 기술을 전 세계에서 처음으로 확립했습니다.

이는 동시에 머리를 포함한 전신의 혈류가 2~4배 증폭되는 기술이기도 합니다.

뒤에서도 말하겠지만 저희는 그 결과 역노화 호르몬의

분비 및 촉진과 함께, 우리의 몸이 다시 젊어진다는 사실을 세계에서 처음으로 발견했습니다.

우리는 일본 국내뿐 아니라 전 세계에 이 기술을 보급해, 사람들의 오랜 소망이었던 불로장수를 뛰어넘는 '역노화 혁명'을 일으켜, 보편적 평화와 건강한 세계가 실현되기를 바랍니다.

목차

제2장

제3장

제6장

제1장

역노화 혁명은 이렇게 일어난다

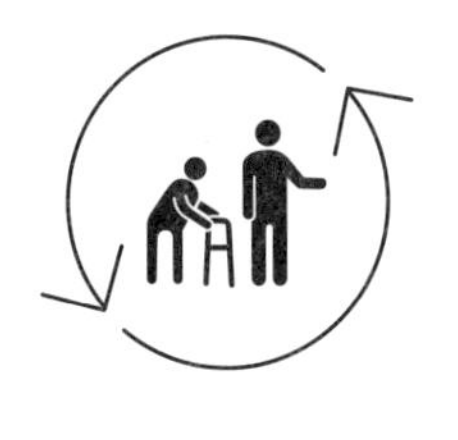

1 | 역노화와 스트레스 프리 요법

필자가 개발한 '스트레스 프리 요법'은 금과 알루미늄으로 만든 직경 1.5밀리미터짜리 작은 도자를 사용합니다. 독자적으로 개발한 이 도자를 통해 필자가 알아낸 인류 미지의 체표점을 중심으로 48℃ 미만의 온열을 전달하는 치료법입니다. 당연히 이 정도의 온도로는 화상을 입지 않으며 사람의 기분이 좋아지는 정도입니다. 하지만 치료를 시작한 지 불과 1분이면 혈중 스트레스 호르몬인 코르티솔이 저감되고 2~4배의 혈류 증폭이 일어납니다.

의료 기술에서 중요한 점은 무한히 재현할 수 있어야 한다는 것, 그리고 안전한 것입니다.

지난 10년 동안 필자는 '스트레스 프리 요법'을 10만 회 이상 시술했지만 부작용은 전혀 없었습니다. 또한 코르티솔이 저감되고 혈류가 대폭적으로 늘어나는 확률은 100%였으며 무한한 재현성과 안전성을 가지고 있었습니다.

우리 생물에게 있어 혈류, 즉 혈액순환은 생명 활동을 유지하는 데 있어 필수라는 사실은 말할 것도 없으며 또한 우리의 정교하고도 치밀한 면역 시스템 역시 혈류에 의해 유지된다고 해도 과언은 아닙니다.

이처럼 우리 생물에 있어 필수라 할 수 있는 혈류를 대폭 증가시키는 기술은 '스트레스 프리 요법' 뿐으로, 그 효과는 대단히 큽니다. 위나 장의 기능 정상화, 혈관의 탄성 및 혈관 내피의 현저한 개선, 게다가 혈압의 정상화와 활발한 혈류 증가가 일어나는 것입니다.

그뿐 아니라 1~2개월 동안 혈중 평균 혈당치의 추이 상태를 나타내는 값인 동시에 당뇨병 리스크를 판단하기 위한 지표인 당화혈색소(HbA1c)의 정상화와 중성 지방, 콜레스테롤 등 지질 정상화에까지 이르는 폭넓은 의학적 효과가 확인되었습니다.

2 | 역노화의 비결은 성장 호르몬의 분비 및 촉진

고대로부터 사람들의 소원이었던 불로장수는 쿄토쿠지대학의 장기 연구 프로젝트 주제였습니다.

저희는 연구를 통해 인체 스트레스 제거라는 인류 미지의 현상을 달성했고, 이는 놀라운 결과를 낳았습니다.

치료 개시 후 불과 1분 만에 우리 신체에서 2~4배의 혈류 증폭이 일어난 것입니다.

백여 년 전부터 알려진 '모든 질병은 스트레스 때문에 일어난다'고 하는 스트레스 원인설에 근거해 인체로부터 스트레스를 제거하는 '스트레스 프리 요법'을 발명했을 때, 필자는 이것으로 사람들의 오랜 소망이었던 '불로장수'를 달성할 수 있을 것이라고 환호했습니다.

분명 의학의 발전으로 사람들이 앓는 많은 질병의 개선 및 치료가 가능해졌지만, 그럼에도 불구하고 현대 의학은 난치병으로 알려진 파킨슨병 등에는 무력한 상태였기 때문입니다.

필자는 오랜 세월 그 모순에 괴로워했습니다. 하지만 필자가 독자적으로 만든 질병 연령별 발생율 그래프에서 20세에 정점에 달한 뒤 계속 저하되는 성장 호르몬의 분비 저하선과 질병의 불이환율(질병에 걸리지 않은 비율)이 묘하게 닮았다는 사실을 문득 깨달았습니다.

그때부터 료토쿠지대학의 가설은 '인류의 노화와 질병은 스트레스에 의한 혈류 저하와 성장 호르몬의 분비 저하에 의해 일어난다'로 나아갔습니다.

그 이후 인체로부터 스트레스를 제거함으로써 나이를 먹어 감에 따라 분비가 저하되는 성장 호르몬의 분비를 촉진, 혹은 정상화시키겠다는 인류 최초의 연구 과제에 도전하기 시작했습니다.

'우리 주변에서 일어나는 다양한 문제와 연구 과제에 대한 해결은 그 연구 과제를 발견한 시점에 절반은 해결된 것과 같다'라는 것이 필자의 경험에서 나온 지론입니다.

그때부터 자나 깨나 그 과제를 해결하기 위해 고심하던 중에 하늘에서 한 줄기 빛이 비치듯 단서가 보였습니다.

우리 인류는 유년기에 성장을 촉진했던 성장 호르몬이 나이를 먹어 감에 따라 계속 저감되는 것을 당연한 것처럼 받아들였습니다.

그렇게 의학적으로도 당연시되었던 성장 호르몬의 분비 저감을 막고 반대로 성장 호르몬의 분비 및 촉진을 이루는 기술을 개발하는 일에 필자는 도전했습니다.

구름을 붙잡는 듯 아득하기만 한 과제에 어려움을 겪으면서도 필자는 우리 안면의 팔자 주름 선상에서 인류가 알지 못했던 미지의 체표점을 발견했고, 나이를 더해 감에 따라 저감되는 성장 호르몬의 분비 및 촉진이 이 체표점과

난치병과 성장 호르몬의 관계

연령별 변형성 슬관절증과 백내장의 불이환율과 성장 호르몬 분비율

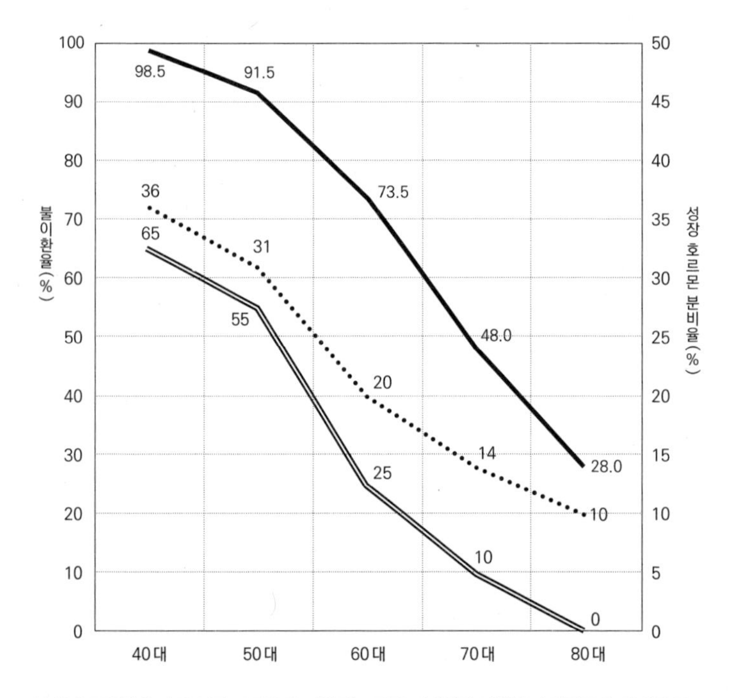

나이가 들어감에 따라 성장 호르몬이 저하되는 것과 비례하여 변형성 슬관절증과 백내장 등 난치병에 걸릴 확률이 높아집니다.

*필자 작성

깊은 관계가 있다는 사실을 발견한 것입니다.

즉 인류의 노화와 질병의 근원인 스트레스를 제거하여 큰 폭의 혈류 증가를 꾀하는 동시에, 나이를 먹어 감에 따라 계속 줄어드는 성장 호르몬의 분비 및 촉진시키는 방법을 전 세계에서 최초로 발견했습니다.

사실 성장 호르몬은 역노화 호르몬의 하나로 최근 엄청난 주목을 받고 있습니다.

성장 호르몬은 주로 뇌하수체 전엽의 'GH 분비 세포'라고 하는 세포에서 분비됩니다. 일반적으로는 어린이의 성장에 필요한 호르몬으로 알려져 있습니다만, 사실은 신체가 특정 물질을 에너지로 사용할 수 있도록 물질을 바꾸는 움직임, 즉 대사를 하는 중요한 호르몬입니다.

우리가 살아가기 위해서는 체내에서 에너지를 만드는 시스템이 꼭 필요합니다. 성장 호르몬은 그 과정에서 아주 중요한 역할을 하고 있습니다.

그 외에 신체를 지키는 면역을 높이는 등 다양한 곳에서 중요한 작용을 하고 있으며 성인부터 어린이까지 살아가는 데 있어 반드시 필요한 호르몬입니다.

이처럼 사람들이 살아가는 데 없어서는 안 될 성장 호르몬의 분비 저하를 막는 동시에 그 분비를 촉진시키는 반사점이 얼굴 어딘가에 있는 것이 아닐까 생각했고, 또 이 기술을 확립하기 위해 오랜 시간 '스트레스 프리 요법'의 연구로 얻은 지식을 활용해야겠다고 생각했습니다.

그리하여 '발바닥 경혈인 좌우 F점'과 동양 의학에서 잘 알려져 있는 '왼쪽 다리의 족삼리', 이 세 곳은 고정으로 한 뒤 나머지 한 점을 온몸의 체표점에서 찾기 시작했습니다.

그 체표점은 성장 호르몬을 분비하는 뇌하수체 전엽을 바로 옆에서 볼 때 얼굴에 방사선상으로 뻗는 위치에 존재할 것이라고 예상했습니다.

이와 같은 추론을 통해, 뇌하수체 전엽에서 45도 정도 떨어진 곳에 누르면 강한 자극과 여운을 남기는 체표점을 발견했습니다.

그 체표점은 동공 중심으로부터 수직으로 그은 선과, 코 하단부와 윗입술의 상단 선의 중간점에서 옆으로 그린 선의 교차점이었습니다.

저는 이를 'N점'이라고 이름을 붙였습니다.

이후 매일 종래의 체표점 세 곳과 새로 발견한 N점까지, 저 자신을 대상으로 시험이 시작되었습니다.

그 결과는 확실했습니다. 내장 지방의 감소, 발한량의 확연한 증가와 기미의 소실 등 성장 호르몬의 분비 및 촉진을 입증하는 변화가 나타난 것입니다.

즉시 학교 직원들에게 협력을 요청하였고 30대, 40대, 50대, 60대 등 나이대별로 구분하여 임상 실험을 시작했습니다.

그 결과는 명백했습니다.

특히 50대 이상의 경우, 성장 호르몬과 성장 호르몬이 간에 작용하여 산출되는 소마토메민 C라고도 불리는 IGF-1의 분비 및 촉진이 확연했으며 동시에 중성 지방과 콜레스테롤 등이 유의미하게 저하했습니다(24페이지 참조).

이렇게 하여 세계 최초라고 추정되는, 의학적 의료 기술에 의한 성장 호르몬의 분비 및 촉진이 이루어진 것입니다.

오른쪽 N점의 위치

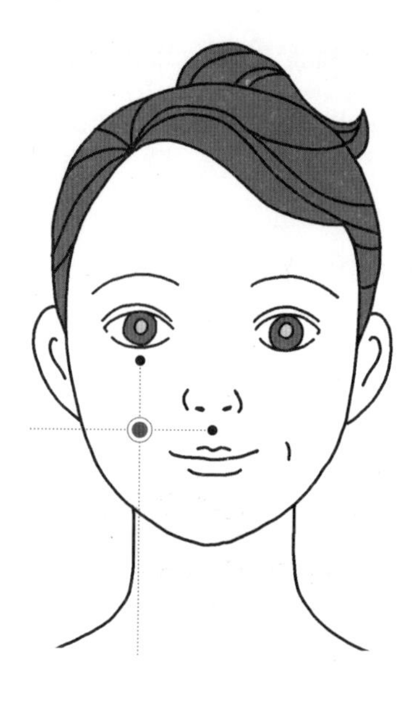

오른쪽 동공의 중심에서 아래쪽으로 그린 선과 코 아래쪽과 윗입술 사이로부터 그린 선이 부딪히는 위치. 팔자 주름 선상의 점.

3 | 머리에 혈류를 대폭 증가시키면 백내장이 낫는다

필자는 10년 정도 전에 자택 근처의 안과에서 양쪽 눈이 백내장이라는 진단을 받고 수술하기로 예약까지 했지만, 결국 '스트레스 프리 요법'으로 자연 치유를 하기로 했습니다.

다행히 증상이 가벼웠던 오른쪽 눈은 '스트레스 프리 요법'에 의해 안저의 혈류가 개선되면서 금방 완전히 치료가 되었습니다.

하지만 중증이었던 왼쪽 눈은 일진일퇴를 반복했고 작년 가을에는 거의 시력을 잃어버리게 되었습니다.

눈을 카메라에 비유하자면 렌즈에 해당하는 수정체가 하얗게 혼탁되는 것이 백내장입니다.

백내장의 대부분은 나이가 들어감에 따라 발생하는 '가령성 백내장'입니다.

이 가령성 백내장의 원인은 수정체에 포함되어 있는 수분의 양이 변화하여 성분의 균형이 무너지면서, 수정체에 포함된 단백질이 변성되어 백탁 현상을 일으키기 때문이라 추정됩니다.

임상 실험의 주요 결과

치료 전후
코르티솔 분비량의 변화

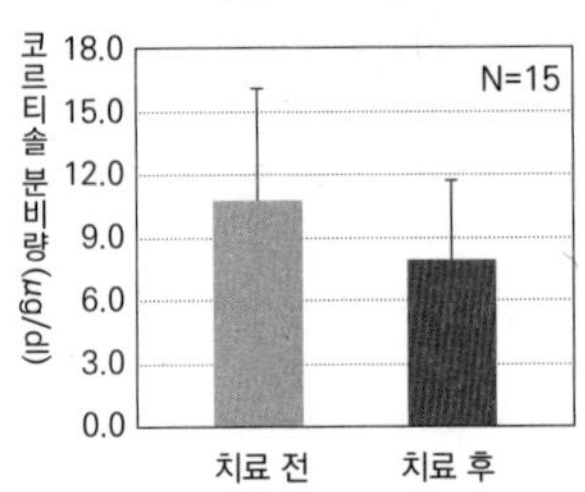

대상 : 건강한 성인 남녀 15명 47세~69세
(위의 사례는 논문 : preliminary Results of Highly Localized Plantar Irradiation with Low Incident Levels of Mid-Infrared Energy which Contributes to the Prevention of Dementia Associated with Underlying Diabetes Mellitus. Laser Therapy.24(1)27-32.2015)

치료 전후
혈류량의 변화

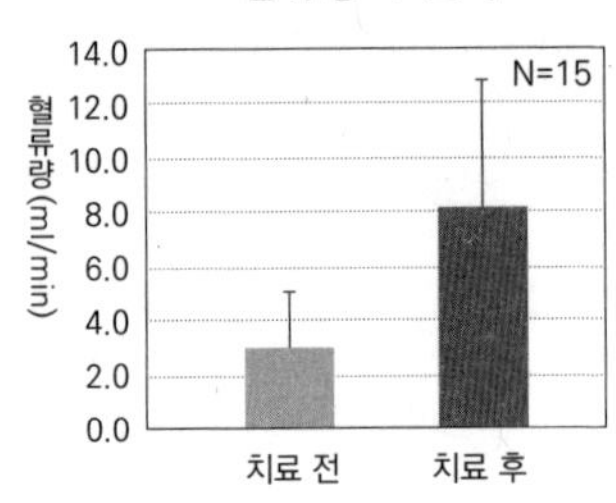

대상 : 건강한 성인 남녀 15명 47세~69세
(위의 사례는 논문 : preliminary Results of Highly Localized Plantar Irradiation with Low Incident Levels of Mid-Infrared Energy which Contributes to the Prevention of Dementia Associated with Underlying Diabetes Mellitus. Laser Therapy.24(1)27-32.2015)

치료 전후
성장 호르몬 분비의 변화

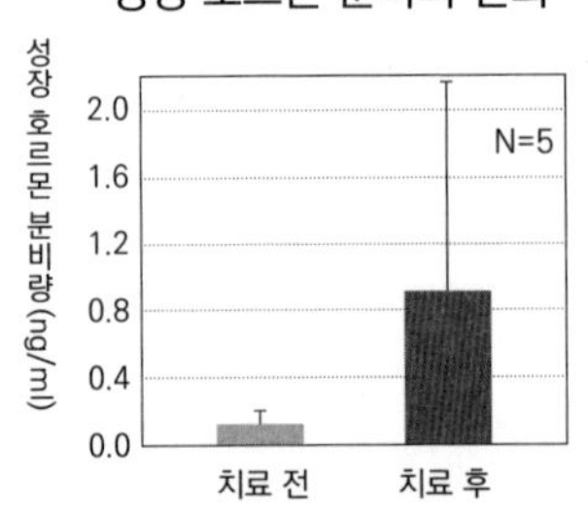

대상 : 건강한 성인 남녀 5명(51세~56세)

치료 전후
IGF-1 분비량의 변화

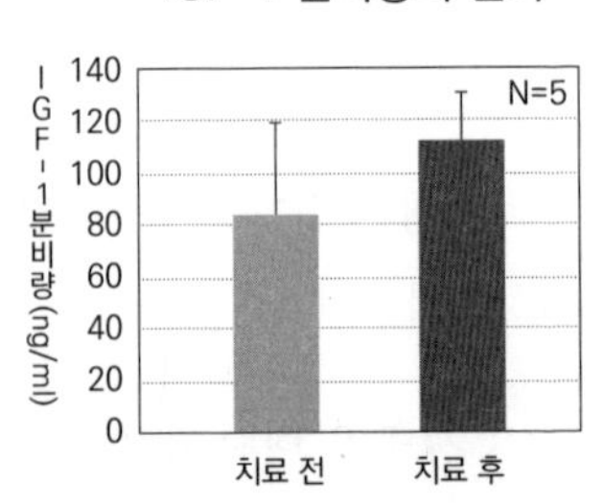

대상 : 건강한 성인 남녀 5명(51세~56세)

임상 실험의 결과 혈류량, IGF-1, 성장 호르몬이 증가한 반면 코르티솔(혈중 스트레스 호르몬)은 감소했습니다.

수정체의 앞뒤에는 방수라고 불리는 액체가 채워져 있으며 이 방수에 의해 수정체의 대사가 이루어집니다.

필자는 이 수정체의 대사를 높이면 변성된 수정체 세포를 정상적인 세포로 치환할 수 있지 않을까 하는 가설을 세웠습니다.

보통 수정체는 딱딱한 무기질 물체일 것이라 생각하는데, 실제로는 수정체 안에는 시냇물처럼 풍부한 액체의 흐름이 대량으로 존재합니다. 실제로 인간의 수정체는 탄성이 뛰어나며 압력을 가하면 점성이 있는 액체가 나온다는 설명을 해부학 권위자인 아이카와 에이조 박사로부터 들은 적이 있습니다.

이를 통해 필자는 백내장이란 수정체의 순환 장애를 중심으로 한 대사 산물의 저류, 즉 글루코스 및 산소 등의 공급 부족에 의한 수정체 세포의 괴사가 주요한 원인일 거라고 가설을 세운 것입니다.

수정체의 대사 촉진법에 대해서는 우리가 눈을 감았을 때 안검(눈꺼풀) 위에 체표점이 존재하지 않을까 하고 생각하고 있었습니다.

눈꺼풀 위에 그런 체표점이 있을 거라 생각한 사람은 지금껏 아무도 없었을 테고 당연히 동양 의학에서도 그런 경험은 존재하지 않습니다.

그림과 같이 위쪽 눈꺼풀의 거의 중심부에 위치한 체표점을 저는 P점이라고 이름을 붙였습니다.

눈꺼풀이 깜빡이지 않도록 테이프로 고정하고 '스트레스 프리 기구'의 1.5밀리미터짜리 도자를 테이프 위에 장착하여 치료를 시작했습니다.

그렇게 하여 저는 어쩌면 인류 역사상 처음으로 중증 백내장에서 회복을, 즉 '역노화'를 꾀한 것입니다.

그 효과는 정말이지 놀라운 것이었습니다.

놀랍게도 동공 중심부의 흰색 백탁 현상이 점점 줄어들었고 외관상으로도 알 수 있을 만큼 치료 효과가 발생한 것입니다.

그러면서 조금씩 잘 보이기 시작했고 동공부의 백탁은 거의 보이지 않을 정도로 소실되었습니다.

그뿐만이 아닙니다.

P점의 자극은 두부로의 혈류(뇌혈류)를 2배 이상 증폭시

미지의 체표점 P점의 위치

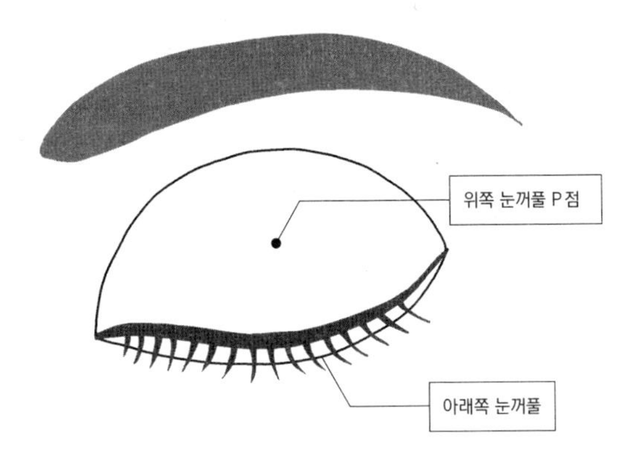

킨다는 사실이 판명된 것입니다.

이 말은 당연히 뇌 내 및 역노화에 민감한 안면의 혈류가 큰 폭으로 증가했다는 사실을 의미합니다.

이것이 앞에서 이야기한 수정체의 대사를 담당하는 방수의 순환을 활발하게 만들었으리라는 것은 쉽게 상상할 수 있습니다.

또 당연한 일이지만 큰 폭으로 증량된 뇌 내 혈류에 의해 대뇌 및 소뇌 등의 활성화가 크게 이루어졌다고 생각됩니다.

P점의 놀라운 효과

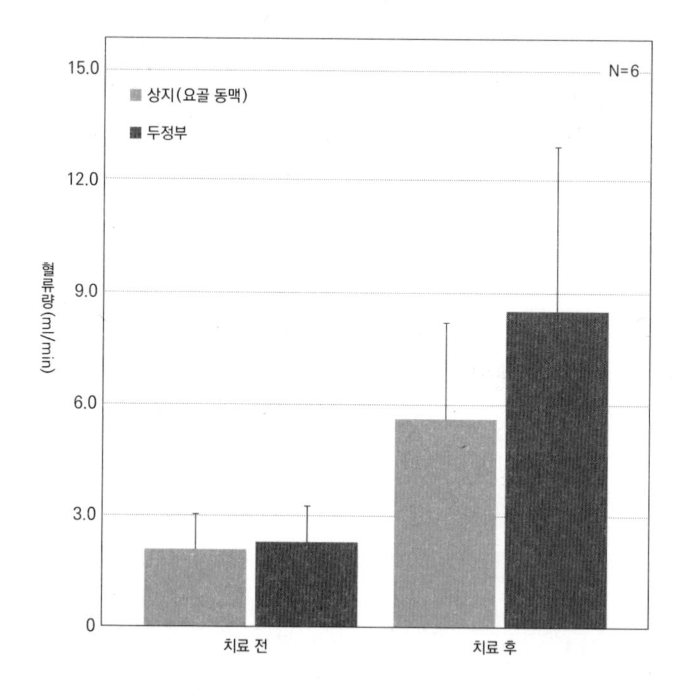

위쪽 눈꺼풀에 있는 P점을 자극함으로써 혈류는 상지(요골 동맥)에서 2배 이상, 두정부에서는 3배 이상으로 증폭됩니다.

이처럼 우리 안면으로 향하는 혈류도 큰 폭으로 증가한 결과 피부의 혈류 역시 대폭 향상되었고, 성장 호르몬의 분비 및 촉진과 함께 피부의 대사가 비약적으로 높아져 주름과 처진 살, 기미가 사라지는 등 피부에 윤기가 돌아오면서 역노화가 이루어졌다는 사실을 증명했다고 할 수 있습니다.

필자의 팀이 10년 이상 해 온 연구에 따르면 '스트레스 프리 요법'을 실시할 경우 2~4배의 혈류 증가가 100% 확률로 일어났지만, 두부의 혈류는 왜인지 1.2배 정도에 머물렀고 이는 10만 회가 넘는 임상에서도 바뀌지 않았습니다.

하지만 P점 자극이 이런 부동의 원칙을 바꾼 것입니다.

왜 이와 같은 현대 의학에서는 일어날 수 없는 현상이 일어나는 것인지 그 메커니즘은 아직 정확히 파악되지 않았습니다. 그 해명은 앞으로의 과제가 될 것입니다.

이 '스트레스 프리 역노화 요법'은 손과 발의 끝부분이 극단적으로 따뜻해지기도 하고 장관의 연동 운동을 촉진하고 수면의 질이 훨씬 높아지는 등, 이전까지의 '스트레스 프리 요법'보다 더 효과가 좋다는 것을 알 수 있습니다.

백내장이 개선되는 과정에서 놀라웠던 것은 필자의 눈

썹 및 눈꺼풀이 치켜오르고 피부의 기미가 전부 사라졌다는 사실입니다.

또 흔히들 나을 수가 없다고 일컬어지는 녹내장 역시도 료토쿠지대학의 임상 연구에서는 지표 시야 검사를 통해 확연하게 개선되었다는 사실이 판명되었습니다. 이 사실은 녹내장 때문에 실명 위기에 빠져 있는 전 세계 사람들에게 커다란 희망의 빛이 되리라고 생각합니다.

게다가 동맥 경화 지수의 감소 및 성장 호르몬 IGF-1의 증가가 확인되었으며, 시력이 0.8에서 1.2로 개선되는 등 역노화를 확인할 수 있었습니다.

뿐만 아니라 다른 피험자분은 필자의 인터뷰에 다음과 같이 대답했습니다.

"노안과 백내장이 큰 폭으로 개선되었고 시력이 1.2까지 올라갔습니다. 항상 저녁이 되면 눈의 만성 피로가 심했는데 완전히 사라졌고, 얼굴의 기미가 점점 사라졌습니다. 또 앉고 설 때 그렇게 아팠던 무릎에서 거짓말처럼 통증이 사라졌습니다."

이처럼 노안과 백내장이 낫는 등의 역노화가 일어나면 얼굴의 기미가 없어지기도 하고 노화 현상의 대표적인 질환인 변형성 슬관절증 같은 다양한 질병이 사라지는 것으로 보입니다.

4 | 역노화가 이루어지면 면역력이 활성화된다

평균 체온이 36℃ 이하를 기록하는 '저체온'이라 불리는 사람이 전 세계적으로 늘고 있습니다.

그렇다면 이상적인 체온은 몇 도일까요?

사실 필자는 미국인 의사 B.O. 번즈 박사의 "저체온은 위험한 신호다"라는 말에서 '스트레스 프리 요법' 개발의 힌트를 얻기도 했습니다. 우리의 체온은 36.50~36.80℃가 이상적으로, 이러한 체온일 때 우리는 건강한 신체를 손에 넣을 수 있습니다.

그렇다면 왜 저체온이 늘어난 것일까요?

원인은 바로 '스트레스' 때문입니다.

스트레스가 장기간 계속되면 혈액의 흐름이 나빠지며 혈류 장애로 인해 당연히 저체온이 발생합니다. 조금 더 자세하게 말하자면, 체온이 정상이라면 면역 시스템과 호르몬의 분비도 정상적으로 이루어집니다. 흔히 우리가 열이 난다고 이야기하는, 체온이 높은 상태는 체내에 일어난 이상을 정상화하기 위한 면역 시스템이 기능하고 있는 상태이고 반대로 저체온은 면역 시스템의 기능이 저하된 것과 동시에 호르몬의 분비에 이상이 있는 상태라 할 수 있습니다.

그렇다면 왜 저체온인 경우 질병이 증가하는 것일까요?

체온은 면역력에 커다란 영향을 끼칩니다.

체온이 1℃ 떨어지면 면역력은 30% 저하된다고 합니다.

면역력이 저하되면 세균과 바이러스로부터 자기 자신을 지킬 수 없게 될 뿐 아니라 면역의 오작동에 의해 자기 자신의 면역 세포가 자신의 신체 세포를 공격하여 자가 면역 질환을 일으킵니다.

또 저체온은 체내를 산화시켜 노화를 빠르게 진행시키며 체내 세포의 신진 대사가 나빠지게 만듭니다. 뿐만 아니라 암세포는 35℃ 정도의 저체온일 때 활발하게 증식된다고 하니 주의가 필요합니다.

이처럼 저체온이 되면 질병에 대한 면역력이 낮아질 뿐 아니라 다양한 질병을 발생시켜 몸 상태가 악화된다고 합니다.

그렇다면 그 대처법에는 어떤 것이 있을까요?

건강하고 튼튼한 몸을 손에 넣기 위한 가장 간단하고 절대적인 수단은 혈류를 증가시켜 체온을 올리는 일입니다.

앞에서 체온이 1℃ 떨어지면 면역력은 30% 저하된다고 말했습니다. 그렇다면 반대로 체온이 1℃ 올라갈 경우, 면역력은 얼마나 상승할까요?

놀랍게도 5~6배나 올라간다고 합니다.

다시 한번 강조하겠습니다. 혈류를 상승시켜 체온을 불과 1℃ 올리는 것만으로 면역력은 5~6배나 높아집니다.

우리가 감기에 걸렸을 때 체온이 높아지고 열이 나는 것도 사실은 체온을 올려 면역력을 높이는 자가 방어 반응입니다.

이처럼 혈류를 상승시켜 체온을 높이는 일이 얼마나 중요한지는 잘 아셨으리라 생각합니다.

그렇다면 왜 체온이 올라가면 면역력이 비약적으로 높아지는 것일까요?

우리의 면역 시스템은 혈류, 즉 체온과 밀접한 관계가 있습니다.

지금까지 한 이야기를 반복하자면, 체온이 1℃ 내려가면 면역력은 30% 저하되고, 반대로 체온이 1℃ 올라가면 면역력은 5~6배 비약적으로 올라간다고 합니다.

말이 안 된다고 생각하는 분들도 많을 것입니다.

이런 현상은 우리 몸 안에 있는 효소가 36.5℃ 이상이 되면 활성화되는 데에서 비롯됩니다.

우리 체내에서는 다양한 화학 반응이 끊임없이 이루어지고 있습니다. 예를 들어 음식이나 알코올을 소화하는 '분해'도, 영양을 체내에 받아들이는 '흡수'도, 노폐물을 몸 밖으로 내보내는 '배출'도, 또 세포가 에너지를 만드는 일도 전부 효소라고 하는 매개에 의한 화학 반응입니다.

인간의 생명 활동과 생명 유지에 필요한 효소는 세포 내에서 만들어지는데, 그 효소의 생성에도 또 다른 효소가 필요하므로 효소란 우리 인간의 생명 유지에 꼭 필요한 것입니다.

우리가 살아가기 위해서는 36.5℃ 이상의 체온이 얼마나 필수인지 이해하셨으리라 생각합니다.

현대 사회에서는 전 세계적으로 체온 저하가 늘어나는 경향이 있습니다. 그 근저에 있는 것은 스트레스로 가득한 사회입니다.

이처럼 스트레스로 가득한 사회 안에서 모든 사람이 혈류를 증가시키고 체온을 1℃ 올리는 것은 쉬운 일이 아닙니다. 하지만 필자가 개발한 '스트레스 프리 요법'은 치료가 시작된지 불과 1분 만에 혈류를 2~4배 증폭시키고 환자 대부분의 체온을 상승시키는 만큼 반드시 주목해야 한다고 생각합니다.

또한 '스트레스 프리 요법'은 특히 50대 이후의 사람들에게 효과가 확실하게 나타나고 체온이 올라가기 쉬운 것이 특징입니다.

2020년도 한 해 동안 저희는 료토쿠지대학 산하의 정형외과 일곱 곳을 중심으로 하는 클리닉에서 약 30만 명이나 되는 환자분을 재활 중심으로 진료했습니다.

또한 코로나 사태에 직면했던 2020년 초반부터는 면역력 향상과 코로나 바이러스 감염 방지를 목적으로 전 직원에게 '스트레스 프리 요법'을 실시해 왔습니다.

주 2회 이상이라는 실시율은 거의 100% 가까이 지켜졌고, 그 결과 2020년도에는 약 2백 명의 직원 중 코로나 바이러스 환자가 한 사람도 발생하지 않았습니다. 또 전 직원에게 체온 측정을 매일 실시했는데 36℃ 미만의 저체온을

기록한 직원이 한 사람도 없었다는 사실 역시 주목할 만하다고 생각합니다.

사실 2021년 4월에는 료토쿠지대학 이학요법학과 학생 사이에 코로나 집단 발병이 일어나 27명의 코로나 바이러스 환자가 발생했습니다. 하지만 신속하게 행정 당국에 보고하고 대응한 결과 2차 감염을 막은 것은 불행 중 다행이었습니다.

이런 가운데, 밀접 접촉자로 분류된 학생 중에 코로나 바이러스에 감염된 학생과 감염되지 않은 학생의 차이점은 무엇이었을까요? 그 차이점은 우리의 예상대로였습니다.

밀접 접촉자인 학생 중에서도 '스트레스 프리 요법'을 실시한 학생들은 코로나 바이러스에 한 명도 감염되지 않았습니다.

이로써 '스트레스 프리 요법'을 통한 활발한 혈류 증가에 의한 면역력 상승 효과는 재확인되었다고도 생각됩니다.

이처럼 '스트레스 프리 요법'을 실시하면 왜 면역력이 높아지는 걸까요?

그 이유는 크게 세 가지가 있습니다.

첫 번째는 '스트레스 프리 요법'을 실시하면 불과 1분 만

클리닉 직원들의 체온 분포와 체온 변화
(기간 2021. 6/4~6/11)

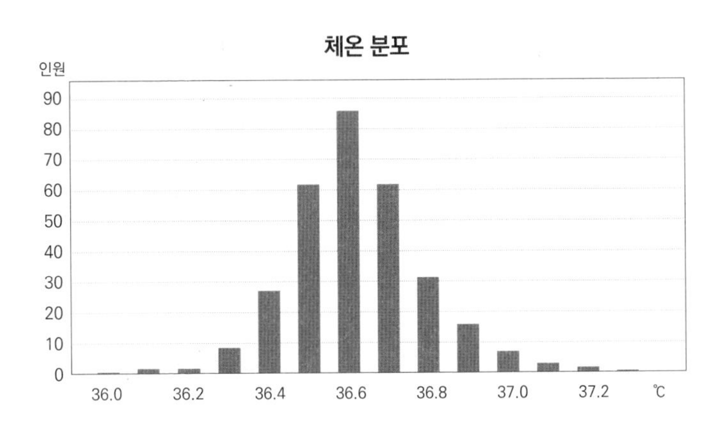

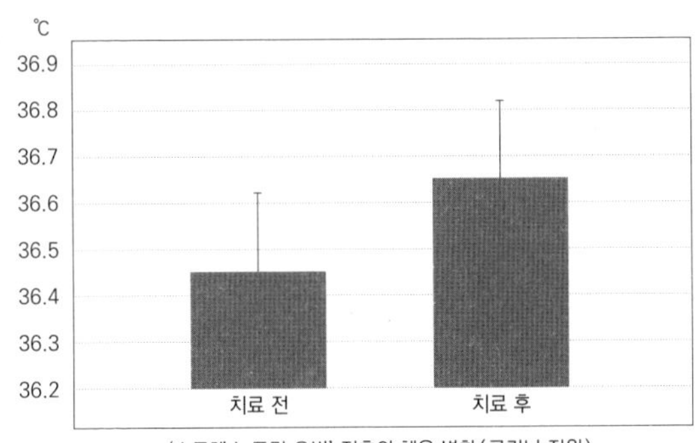

'스트레스 프리 요법' 전후의 체온 변화(클리닉 직원)

료토쿠지대학 산하의 클리닉 전 직원에게 '스트레스 프리 요법'을 실시한 결과 평균 체온 36.0℃ 미만의 저체온은 없었으며 평균 체온도 약 0.2℃ 상승했습니다.

에 혈중 스트레스 호르몬인 코르티솔이 거의 100%의 확률로 저감되고 거의 동시에 혈류가 2~4배 증폭되기 때문입니다.

활발한 혈류 증가가 가져오는 이익은 여러 가지가 있습니다. 특히 우리의 면역이라고 하는 카테고리 안에서 혈류가 대폭 증가한다는 것은 온몸의 구석구석까지 혈액이 도달한다는 것을 의미하며 동시에 면역 세포의 증가와 활성화가 이루어진다는 것을 뜻합니다. 혈류 증가에 의해 온몸을 구성하는 60조 개 이상의 세포에 산소와 영양이 충분히 공급된다는 것은 각각의 면역 세포를 포함한 세포가 활성화되고 동시에 각 세포가 맡고 있는 역할의 기능이 충분히 이루어짐을 의미합니다.

또 동시에 온몸 구석구석까지 혈액이 도달한다는 것은 바이러스나 세균 등 이물질의 침입을 빨리 발견하며 정상적으로 면역 시스템이 작동한다는 것입니다. 왜냐하면 우리의 면역 세포는 혈류를 타고 온몸을 순찰하고 있기 때문입니다.

두 번째는 '스트레스 프리 요법'에 의해 혈류가 대폭 증가하고 체온이 올라가면 혈중 효소의 활성이 높아지기 때문입니다.

우리의 몸을 유지하기 위해 꼭 필요한 것은 효소라고 앞에서도 언급했습니다.

효소란 과학적으로는 '생물의 세포 내에서 만들어지는 단백질의 일종으로 체내의 화학 반응을 진행시키는 매개'를 의미합니다.

또한 효소는 특정 온도에서 작용하며 체온이 높을수록 작용이 활성화되고 저체온 시에는 현저하게 불활성화됩니다.

이로 인해 저체온인 사람은 피곤해지기 쉽고 면역력이 후퇴해 컨디션이 나빠지기 쉬워집니다.

우리 생명체에서 그 생명 활동과 생명 유지에 필요한 효소는 세포 내에서 만들어지는데, 그 효소의 생성에도 또 다른 효소가 필요하므로 효소는 우리 생명체에게 있어 필수적인 존재입니다.

이렇게 생명체에 꼭 필요한 효소는 체온이 36.5℃ 이상일 때 잘 작동되므로 혈류를 늘리고 체온을 높이는 일이 중요합니다. 그리고 '스트레스 프리 요법'의 활발한 혈류 증가는 그 목적에 극히 중요한 조건을 충족시키게 됩니다.

세 번째는 성장 호르몬의 촉진 및 분비입니다.

성장 호르몬에 대해서는 나중에 말씀드릴 것이므로 자세한 설명은 생략하겠습니다만, 앞에서 이야기한 것처럼 성장 호르몬은 소아기의 성장에 중요한 역할을 담당하는 게 전부가 아닙니다. 효소와 마찬가지로 생명체의 생명 활동 대부분에 깊은 관계가 있을 뿐 아니라 우리 인류가 앓고 있는 모든 질병에도 깊게 관여하고 있다는 것이 필자의 생각입니다.

예를 들어 연령별 각종 질병의 발생률을 보면, 성장 호르몬의 분비는 20대부터 줄기 시작하고 40대에는 절반으로 떨어지는데 이때부터 급격히 다양한 질병이 발생합니다. 이러한 사실은 제 가설이 맞다는 것을 명확히 보여 주고 있다고 생각됩니다.

5 | 역노화와 인터로이킨10(IL10)의 강렬한 출현

우리의 몸에는 면역 시스템이 갖춰져 있어 외부로부터 침입한 바이러스나 세균 등의 병원체를 공격하여 외적으로부터 신체를 지킵니다.

이 면역 시스템은 '염증성 사이토카인(염증 반응을 촉진하는 작용을 하는 세포로부터 분비되는 단백질)'을 유도함으로써 면역 반응을 증강시키는데, 이 반응이 과다하면 정상적인 자신의 세포를 공격하여 자가 면역 질환을 일으킵니다. 그러나 놀라운 것은 이러한 과도한 공격을 억제하는 메커니즘 역시 준비되어 있다는 사실입니다.

이 억제 기능을 담당하는 분자 중 하나가 인터로이킨10이라 불리는 억제성 사이토카인입니다. 인터로이킨10은 T 세포나 매크로파지(대식 세포) 등 면역 세포에 작용하여 활성화를 억제할 뿐 아니라 매크로파지의 항원 제시 기능을 약화시켜 면역 반응을 진정화시킨다고 합니다. 이 인터로이킨10은 T 세포 중에서도 Th2 세포가 주로 생산한다고 알려져 있습니다.

'스트레스 프리 요법'을 지속적으로 실시하면 면역계에

억제성 사이토카인, 즉 인터로이킨10의 생산이 늘어나도록 유도된다는 사실은 이미 잘 알려져 있습니다.

이 연구에 관해서는 2016년 과학 저널 「LASER THERAPY」에 게재되었습니다.

이러한 사실을 바탕으로 필자를 비롯한 연구 팀은 '스트레스 프리 요법'이 인터로이킨10을 활성화시킨다는 점은 과학적으로 증명이 되었다고 생각합니다.

신형 코로나 바이러스의 감염 및 발병이 전 세계적으로 확대되었지만 감염이 된다 하더라도 모두가 증상이 나타나는 것은 아닙니다. 그 이유는 바로 면역력의 차이로, 그만큼 한 사람 한 사람의 면역력이 중요하다고 할 수 있습니다.

또 신형 코로나 바이러스는 발병자 중 20%의 환자가 중증화된다고 합니다. 이는 우리의 기관지와 폐의 80%를 차지하는 폐 세포 등에 존재하는 '인터로이킨6'이라고 하는 단백질이 활성화되어 염증 물질을 이상 분비시킴으로써 폐렴을 촉진시키는 것이 원인으로 알려져 있습니다(사이토카인 폭풍이라고도 불림).

하지만 '스트레스 프리 요법'은 혈류를 증폭시키는 것과

'스트레스 프리 요법'에 의한 IL10의 발견

임파구 내 IL10 발현 세포 비율(%)의 변동

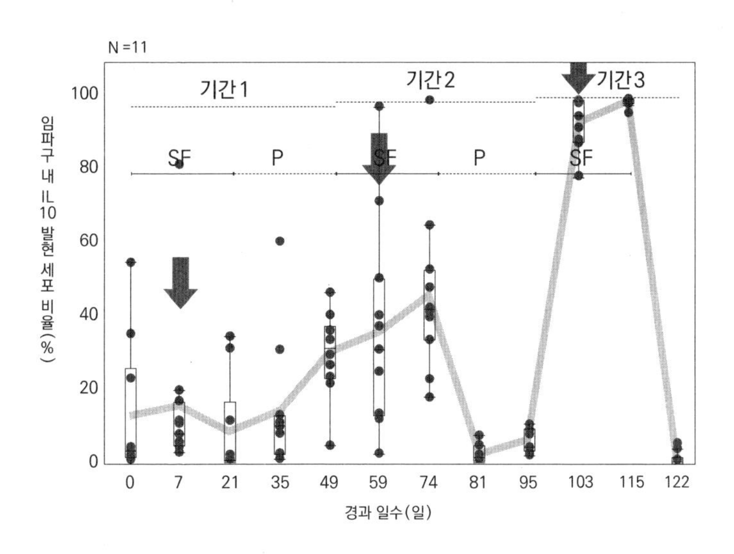

SF로 표기한 기간은 '스트레스 프리 요법'을 실시한 기간을 나타냅니다. 정기적으로 '스트레스 프리 요법'을 시행하면 자가 면역 질환을 억제하는 인터로이킨10의 발현 세포 비율이 점차 높아집니다.

동시에 앞에서 이야기한 사이토카인 폭풍을 억제하는 인터로이킨10을 대량으로 발견 및 활성화시킵니다. 따라서 코로나 바이러스 폐렴을 비롯한 각종 장기의 염증 억제에 무척이나 효과적이라 할 수 있습니다.

이처럼 인터로이킨10에는 자가 면역 질환을 억제하는 작용이 있습니다.

일본인 세 사람 중 한 사람은 알레르기 질환에 시달리고 있습니다. 천식이나 아토피성 피부염, 알레르기성 비염과 결막염 등과 같은 알레르기 질환의 직접적인 원인은 다양합니다만 그 수는 매년 증가 추세에 있습니다.

또 만성 관절 류머티즘, 궤양성 대장염, 교원병 등 자가 면역 질환도 마찬가지입니다.

이와 같은 질환을 극복하기 위한 예방 치료법으로서, 혈류가 대폭 증가하게끔 하는 '스트레스 프리 요법'은 큰 효과를 기대할 수 있습니다.

건강을 유지하는 데 있어 혈류가 많은 관계가 있다는 것은 명확합니다. 혈류를 증폭시키는 일은 혈류의 흐름을 좋게 하는 것에 그치지 않습니다. 혈류에는 영양과 산소를 운반하는 역할만 있는 것이 아니기 때문입니다. 혈액이 몸 구석구석까지 원활하게 도달해야만, 즉 혈류가 유지되어야만 정상적인 면역 시스템이 작동되어 우리는 건강하고 활기차게 생활할 수 있습니다.

6 | 중증 복막염이 하루 만에 나았다

2020년 11월 말 필자의 휴대 전화가 시끄럽게 울렸습니다.

전화를 걸어 온 사람은 필자와 친분이 깊은 JRA(일본중앙경마회)의 미우라 고세이 기수였습니다.

"대표님, 사실은 예전부터 배가 아팠지만 참고 있었는데, 도저히 참을 수 없어 병원에 갔더니 중증 충수염이라고 합니다. 그래서 쓰쿠바대학 부속 병원에서 긴급 수술하게 되었는데, 이미 복막염이 생겨서 담당 선생님 말씀으로는 연내 기수로 복귀하는 것은 절대 불가능하고 입원 또한 길어질 것이라고 해서 곤혹스럽습니다."

그는 비통한 목소리로 이렇게 이야기했습니다.

그래서 저는 이렇게 조언했습니다.

"고세이 씨, 스트레스 프리 요법을 해 보는 게 어떨까? 담당 선생님께 부탁해서 바로 시작해 보지. 복강 중에 세균 등이 침입하면 매크로파지 등의 면역 세포가 반응해서 외적으로부터 몸을 지키는데, 복막염은 면역 반응을 과도하게 일으켜 사이토카인 폭풍이 일어난 상태라네. '스트레스 프리 요법'을 실시하면 과도하게 일어난 면역 반응을 진정시키는 인터로이킨10이 강력하게 발현되어 사이토카인 폭풍을 즉시 진정시킬 수가 있다네."

이 통화가 끝나자마자 미우라 기수는 바로 부인을 시켜 자택에 있는 '스트레스 프리 기구'를 병원으로 가져오게 했습니다.

사실 전에 필자가 미우라 기수에게 컨디션 유지를 위해 '스트레스 프리 기구'를 선물한 적이 있었기 때문입니다.

미우라 기수는 담당 선생님께 특별히 부탁해 '스트레스 프리 요법'을 실시했고, 이상할 정도로 높은 수치를 기록했던 백혈구와 CRP값(염증이나 감염증의 지표)이 즉시 정상화되었습니다. 그리고 놀랍게도 이튿날 퇴원하게 되었습니다.

"대표님, 감사합니다. '스트레스 프리 요법'이 이렇게 위대한 결과를 가져올 줄은 꿈에도 몰랐습니다. 정말 도움이 되었습니다."

이런 기쁜 연락을 받은 것입니다.

사실 충수염에 의한 복막염이 빨리 회복된 사례는 지금으로부터 5년 전 당시 료토쿠지대학의 부사무국장의 사례를 통해 경험한 바 있습니다.

당시 부사무국장은 필자의 강력한 권유로 담당 의사의 양해를 구해 '스트레스 프리 요법'을 행하였고 원래는 2주 이상 입원할 예정이었지만 그보다 훨씬 빨리 회복했습니다. 그때의 임상 사례가 있었기에 미우라 기수에게도 자신 있게 추천할 수 있었던 것입니다. 그리고 강력한 인터로이킨10 발현이라는 스트레스 프리 요법의 위대함을 재확인할 수 있었습니다.

최근 코로나 사태 중에도 위의 사례처럼 감염을 예방하고 사이토카인 폭풍에 의한 폐렴을 진정시킬 수 있는 '스트레스 프리 요법'의 임상 기회를 다양한 곳에 요청한 바 있습니다.

7 | 역노화가 이루어지면 모든 질병이 낫는다

우리 몸에 있는 세 개의 스위치를 켜면 노안이나 백내장 등이 낫는 것과 동시에 몸이 젊어진다는 사실을 발견했을 때, 필자가 가장 먼저 생각한 것은 '눈부시게 발전한 현대 의학에서도 근본적인 치료법이 없다고 여겨지는 파킨슨병을 고칠 수 있다면 인류의 모든 질병을 고칠 수 있다는 증명이 되지 않을까' 하는 것이었습니다.

'스트레스 프리 역노화 요법'에 의한 인체의 역노화는 각각 세 개의 다른 카테고리의 융화에 의해 일어난다고 볼 수 있습니다.

그 첫 번째는 인체의 스트레스를 제거함으로써 지금까지는 상상도 못했던 2~4배의 혈류 증폭이 일어나는 일입니다.

우리가 살아가기 위해서는 우리 몸을 구성하는 60조 개 이상의 세포에 영양과 산소를 빠짐없이 공급해야 하고, 외적으로부터 몸을 지키는 2조 개에 달하는 면역 세포 역시 잘 유지해야 하며 그 면역 세포가 풍부한 혈류를 타고 신체 구석구석까지 돌아다녀야만 합니다.

우리들이 상상도 못할 만큼 오묘하고 정교한 면역 시스

템 기능은 사이토카인이라 불리는 면역 세포가 만드는 암호와 함께 혈액에 의해 만들어지고 운반됩니다.

두 번째는 20세를 기점으로 계속 감소하는 성장 호르몬의 분비 감소를 멈추게 하고 거꾸로 성장 호르몬을 분비 및 촉진시키는 일이었습니다.

우리 몸을 구성하는 60조 개 이상의 세포는 수명을 마칠 때 분열되고 완전히 새로운 세포로 다시 태어납니다. 성장 호르몬은 이때 필수적인 호르몬인 동시에 체내에서 에너지를 만들기도 하는 호르몬입니다. 성장 호르몬은 간장에 작용해 생산되는 IGF-1과 함께 상호 보완적으로 작용하는, 인체의 거의 모든 기능에 꼭 필요한 호르몬인 것입니다.

게다가 면역 세포가 외적과 싸울 때 면역 세포 간의 커뮤니케이션에 사용되는 사이토카인과 같은 단백질의 생성에도 혈액과 성장 호르몬은 꼭 필요합니다.

또 신체에 인플루엔자 바이러스 등 외적이 침입하면 면역력을 높이기 위해 하나의 면역 세포가 1,000~10,000배로 증식한다고 알려져 있는데, 그러한 분열과 증식에는 성장 호르몬이 필요합니다.

이처럼 성장 호르몬은 우리의 면역력 유지와 깊은 관계

가 있다고 알려져 있습니다.

후술하겠지만, 필자가 독자적으로 찾아낸 눈의 동공 중심부에서 수직으로 내린 선과 팔자 주름의 교점인 N점에 스트레스 프리 도자를 장착하면 성장 호르몬의 분비 및 촉진이 일어난다는 사실이 확인되었습니다.

또한 성장 호르몬이 간장에 작용하여 생성되는 IGF-1 역시 분비 및 촉진된다는 사실이 확인되었으며 이는 성장 호르몬의 분비 및 촉진을 인위적으로 성공시킨 첫 번째 사례라고 생각합니다.

그리고 세 번째는 우리 눈에 위치한 수정체의 대사 및 촉진 스위치를 켜는 것입니다.

앞에서 언급했지만 '스트레스 프리 요법'을 사용하면 손목의 요골 동맥 혈류가 2~4배 증폭하는 것에 비해 두부의 혈류는 왜인지 1.2배 정도밖에 증폭되지 않습니다.

이 데이터는 수만 건을 넘는 임상 사례에서도 변하지 않았습니다.

하지만 앞서 이야기한 것처럼 필자가 발견한 P점에 열을 자극하면 이 부동의 법칙이 크게 움직였습니다.

그것도 요골 동맥의 증폭을 뛰어넘을 정도의 증가치를

보인 것입니다(30페이지 참조).

스트레스 프리 요법에 의한 활발한 혈류의 증가, 나이에 따라 분비가 저하된 성장 호르몬의 분비 및 촉진을 꾀하는 동시에, 두부에서도 혈류가 대폭 증가함으로써 눈에 있는 수정체의 대사 및 촉진에 스위치가 켜진 것이었습니다.

이 세 가지 각기 다른 카테고리의 융합에 따라 노안과 백내장 등이 낫고, 또한 우리의 몸이 다시 젊어진다는 사실을 알게 되었습니다.

수정체의 대사가 올라가면 뇌를 포함한 두부의 혈류량이 2배 이상 증폭되지만, 왜 이와 같은 상상을 뛰어넘는 현상이 일어나는지 그 메커니즘은 아직 증명되지 않았습니다.

하지만 이와 같은 두부에서 생기는 혈류 증폭이 뇌와 눈 등에 글루코스 및 산소를 풍부하게 공급함으로써 뇌의 활성화와 함께 얼굴의 기미가 사라지고 주름이 개선된다는 것은 명백한 사실입니다.

또 앞에서 이야기했지만 성장 호르몬의 분비 및 촉진은 뇌를 중심으로 역노화가 이루어진다는 것을 의미합니다. 이 역노화 현상은 신체의 내부에서 일어나 '강하고, 젊고, 아름답게'라고 하는 우리의 꿈을 현실의 것으로 만들어 주었습니다.

인공적으로 만들어진 성장 호르몬이나 그 외 약물의 투여나 외과적 처치는 일시적인 것으로, 시간이 지나면 도로 아미타불이 되는 것이 당연한 귀결입니다. 즉 일시적으로 좋아졌지만 다시 원래의 좋지 않은 상태로 돌아가는 것입니다.

필자가 발견한 '스트레스 프리 역노화 요법'의 신비스러운 메커니즘의 해명은 필자뿐 아니라 의학계가 풀어야 할 과제가 될 것이라 생각합니다.

이처럼 진정한 역노화는 우리 몸의 내면에서 일어나 큰 폭의 혈류량 증가, 성장 호르몬의 분비 및 촉진을 이루며 진행되며 그리고 노화와 함께 발병하는 모든 질병을 고칠 수 있을 거라 예상됩니다.

나중에 이야기하겠지만, 필자는 백내장이나 노안이 낫는 역노화 현상을 보고 노화에 동반되어 발생하는 모든 질병을 치료할 수 있을 것이란 생각이 들었습니다.

현대 의학에서도 근본적인 치료는 어렵다는 파킨슨병을 고치는 일이 가능하다면, 그 가설을 증명할 수 있을 거라 생각한 것입니다.

자세한 것은 나중에 소개하겠지만, 저희 실험에서 드디어 결과가 나오기 시작했습니다.

파킨슨병 5기로 걸을 수도 없었던 환자가 첫 번째 '스트레스 프리 역노화 요법'으로 뚜벅뚜벅 걸어서 돌아가 직원 모두 놀랐습니다.

또 1기 파킨슨병 환자분은 '스트레스 프리 역노화 요법'의 치료로 손의 움직임이 좋아져 요리가 가능하게 되었을 뿐 아니라 걸음걸이도 좋아져 생활 전반에서 의욕적으로 바뀌었고 지금은 구직 활동을 할 수 있을 만큼 호전되었습니다.

그리고 인간이라면 누구나 고민이었던 노안과 백내장 역시도 당연하게 개선되었습니다.

그 외에도 노화와 함께 안검하수로 오랜 세월 앞을 잘 보지 못했던 80대 부인에게 '스트레스 프리 역노화 요법'을 시술한 결과 바로 안검하수가 예전처럼 개선되었습니다.

이처럼 난치병인 파킨슨병과 녹내장, 노안, 백내장 그리고 안검하수 등에서의 믿기 어려운 회복은 '스트레스 프리 역노화 요법'이 상상을 초월하는 잠재력을 가지고 있다는 증거라고 생각합니다.

앞으로 더 많은 연구를 진행하여 파킨슨병 등 다양한 질병으로 고통받는 전 세계 사람들을 대상으로 역노화를 통해 많은 공헌을 할 수 있기를 기대하고 있습니다.

8 | 역노화가 이루어지면 노안이 낫는다

우리 눈 안에는 수정체라고 하는, 카메라로 치면 렌즈에 해당하는 조직이 있습니다.

수정체는 카메라 렌즈처럼 먼 곳에 있는 물체나 가까운 곳에 있는 물체에 핀트를 맞추는 중요한 역할을 하고 있습니다.

예를 들어 가까운 곳의 물체를 볼 때는 수정체를 고정하고 있는 모양체소대라고 하는 섬유가 부드러워지면서 수정체가 두껍게 됨으로써 가까운 곳의 물체에 초점을 맞출 수 있는 것입니다.

하지만 나이를 먹어 감에 따라 수정체는 딱딱해지고 두께를 바꾸는 일이 어려워지는 탓에 가까운 곳에 있는 물체에 초점을 맞출 수 없게 되는 것이 노안입니다.

또 수정체를 고정하는 모양체소대 역시 나이가 들면 유연성과 운동 기능을 잃어 노안이 되는 것 아닐까 하고 필자는 생각합니다.

'스트레스 프리 역노화 요법'을 통해 왼쪽 발바닥의 F점과 족삼리, 그리고 얼굴의 오른쪽 N점과 왼쪽 눈꺼풀의 P점에 간헐적인 열 자극을 가하면 두부에의 혈류를 2배 이상 증폭시키는 것은 물론, 안압의 정상화 및 눈의 보호 작용이 있다고 일컬어지는 여성 호르몬 에스트로겐 E2가 눈에 띄게 분비 및 촉진된다는 사실이 밝혀졌습니다.

그리고 우리의 몸 모든 조직의 유지 및 수복 혹은 조직을 구성하는 세포의 분열에 꼭 필요한 성장 호르몬 또한 분비 및 촉진된다는 사실을 알게 되었습니다.

최근 시술을 받은 료토쿠지대학 간호학과 강사(61세/여성)는 노안과 가벼운 백내장이라고 진단을 받은 상태였습니다.

그분은 '스트레스 프리 역노화 요법'을 시술받은 첫째 날부터 눈이 잘 보이게 되었다며 감동했습니다.

'스트레스 프리 역노화 요법'에 의한 변화

총 콜레스테롤

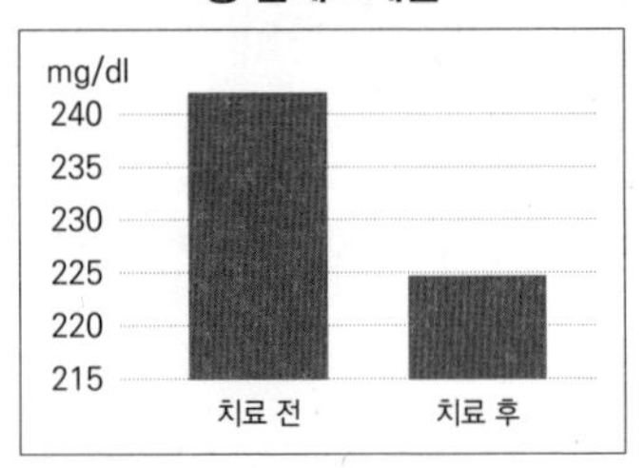

성장 호르몬(GH)

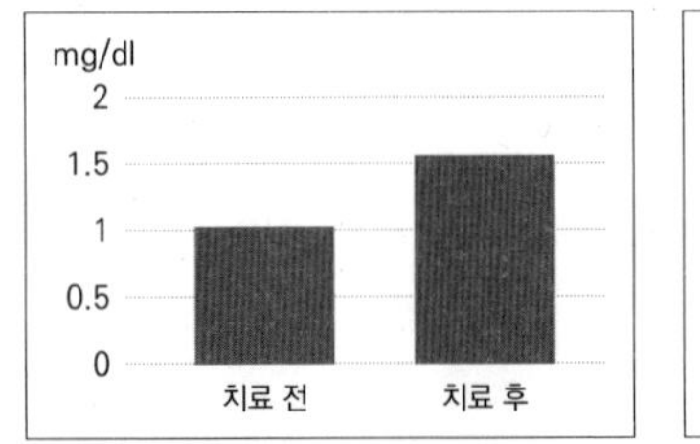

총 지질

mg/dl
680
670
660
650
640
630
620
치료 전
치료 후

에스트로겐 E2

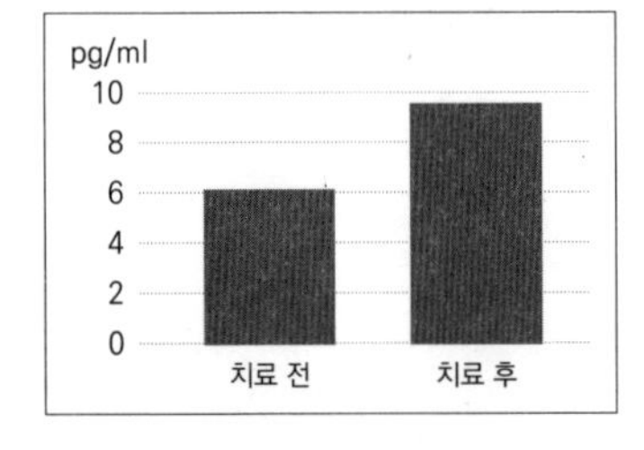

IGF-1

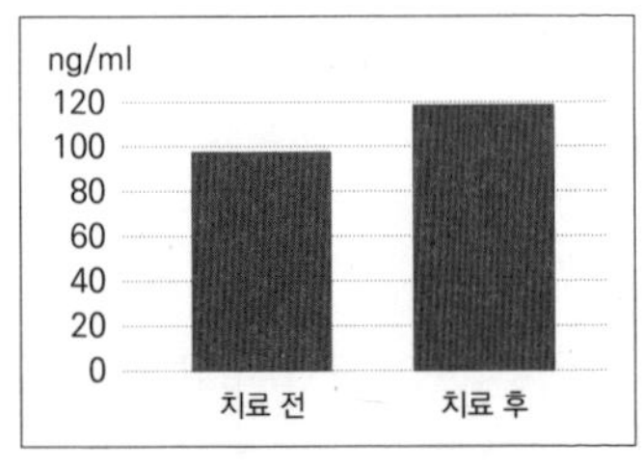

총 콜레스테롤, 총 지질은 감소하는 반면 여성 호르몬인 에스트로겐 E2, 성장 호르몬, IGF-1 분비는 촉진됩니다.

그리고 2주간의 '스트레스 프리 역노화 요법' 덕분에 시력은 1.2까지, 거의 정상으로 개선되었으며 그 외에도 얼굴의 기미가 사라졌고 일어설 때 있었던 무릎 통증이 어느 사이엔가 사라졌다며 기쁜 표정으로 말씀하셨습니다.

9 | 역노화가 이루어지면 녹내장도 낫는다

녹내장은 눈에서 들어온 정보를 뇌에 전달하는 신경계에 장애가 일어나 조금씩 시야가 좁아지면서 실명에 이를 수 있는 난치병 중 하나입니다.

우리 눈에 빛이 들어와 눈 안쪽에 있는 망막에 상이 맺히면 망막에서 전기 신호가 발생하게 되고 그 전기 신호가 망막 신경 섬유를 통해 뇌에 전달될 때 우리는 보인다고 느낍니다.

건강한 사람의 눈에는 약 백만 개의 시신경 섬유가 모여서 눈과 뇌를 연결하는 시신경을 이루고 있습니다.

하지만 녹내장에 걸리면 이 백만 개의 시신경 섬유로 이루어진 시신경이 점차 줄어들어 보이는 범위, 즉 시야가 좁아집니다. 그리고 줄어든 시신경이 담당하고 있던 부분이 잘 보이지 않게 됩니다.

녹내장의 원인은 혈류의 저하 및 약물, 혹은 면역 때문이라고 알려져 있습니다만 사실은 아직 명확히 알 수 없는 것이 현실입니다.

녹내장의 원인으로 흔히 알려져 있는 것은 안압의 이상입니다. 우리 눈의 단단한 정도라 할 수 있는 안압이 높은 상태가 이어지면 시신경에 장애가 발생하고 녹내장이 일어납니다.

안압은 10~20mmHg가 정상으로, 20mmHg를 넘게 되면 장애가 일어나기 쉽습니다.

그러나 최근 연구를 통해 안압이 정상임에도 녹내장에 걸리는 사람이 많다는 것을 알게 되었습니다.

필자는 '스트레스 프리 역노화 요법'으로 안압이 정상적으로 돌아오는 사례를 많이 보았습니다. 그리고 일본 내에서는 안압이 정상이라도 녹내장에 의한 시야 장애가 일어나는 사례가 압도적으로 많다고 하여, 그 임상 사례가 이번 연구 주제가 되었습니다.

시신경은 백만 개나 되는 신경 섬유로 구성되어 있으며

현대 의학에서는 한번 줄어든 시신경 섬유는 재생되지 않는 것으로 알려져 있습니다.

하지만 20%의 시야 회복을 이룩한 이번 사례에서는 시신경의 재생이 일어났을 가능성이 높다고 생각됩니다.

시신경 섬유의 감소는 지금껏 원인을 알 수 없었지만, 스트레스 등에 의해 저하된 혈류가 시신경 섬유를 직격하여 시신경 섬유의 감소로 이어졌을 가능성이 높다고 추측됩니다.

왜냐하면 백만 개의 시신경 섬유도 다른 세포와 마찬가지로 혈류에 의해 공급되는 글루코스 및 산소에 의해 유지되기 때문입니다.

그 외에도 '스트레스 프리 역노화 요법'에 따라 P점을 열로 자극하면 현대 의학에서는 상상도 할 수 없는, 두부의 혈류가 2배나 증폭되는 현상이 나타난다는 사실을 알 수 있었습니다.

또한 필자가 찾아낸 N점에 대한 열 자극은 나이를 먹어감과 함께 발생하는 성장 호르몬의 저감을 막아 줄 뿐 아니라 의학의 상식을 뒤집어 분비 및 촉진시키도록 만들었습니다.

즉 뇌나 얼굴, 두피 등 두부에 공급되는 풍부한 혈액과 성장 호르몬에 의해 모든 세포가 활성화됨과 동시에 사멸되거나 감소한 뇌 세포와 시신경 세포 등이 재생되었고, 이를 통해 고치기 어려운 난치병으로 알려진 파킨슨병이나 녹내장을 크게 개선시킬 수 있는 가능성이 생겼다고 생각합니다.

그 외에도 이번 임상 사례에서는 여성 호르몬인 에스트로겐 E2가 '19→21→26pg/ml'로 증가했음을 알 수 있었습니다.

에스트로겐 E2는 50세를 넘으면 고갈된다는 것이 현대 의학의 상식이지만, '스트레스 프리 요법'에서는 놀랍게도 감소는커녕 증가한 것입니다.

에스트로겐 E2는 망막 신경절 세포의 보호 작용 및 안압 하강 작용이 있음을 시사하는 호르몬 중 하나로 2014년 의학지 「JAMA Ophthalol」에 게재된 논문에서는 폐경 후 에스트로겐 E2에 의한 호르몬 치료를 받은 사람은 원발성 개방우각 녹내장의 발병률이 낮다는 사실이 보고되었습니다.

이런 배경을 통해 본다면, '스트레스 프리 역노화 요법'이

'스트레스 프리 역노화 요법'에 의한 에스트로겐 E2의 증가

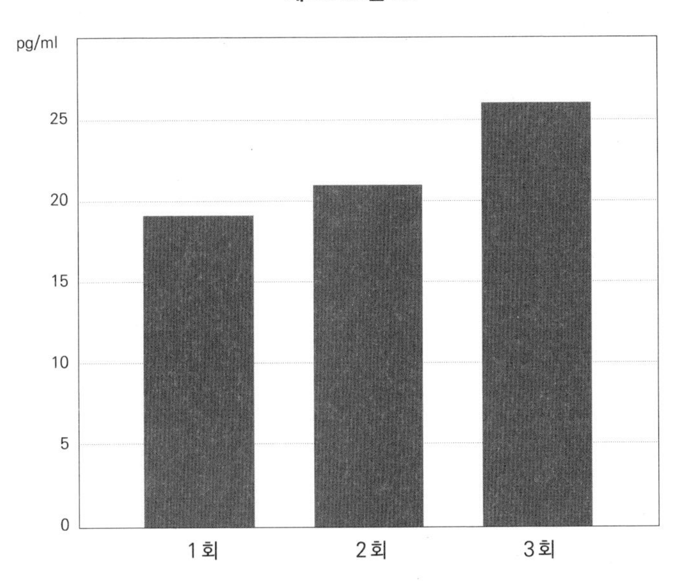

50세를 넘으면 감소, 고갈된다고 알려진 여성 호르몬 에스트로겐 E2입니다만 '스트레스 프리 역노화 요법'을 실시할 때마다 증가했습니다.

가진 녹내장에 대한 효과에는 앞에서 언급한 활발한 혈류의 증가, 성장 호르몬의 분비 및 촉진과 함께 녹내장 시야 결손 영역의 개선에 에스트로겐 E2의 증가가 관여한다고 할 수 있습니다.

이 연구에서는 에스트로겐 E2의 항동맥 경화 작용이 LDL/HDL비(동맥 경화 지수 AI)를 '2.8→2.6→2.4'로 감소시키는 등 녹내장을 개선시킨다고 여겨집니다.

료토쿠지대학에서 실시한 '스트레스 프리 역노화 요법'의 임상 실험 네 차례 모두 노안, 백내장, 녹내장의 눈에 띄는 개선이 명백하게 이루어졌습니다.

또한 혈액 해석 결과에서 공통적으로 눈의 보호 작용 및 안압 강하 작용이 있었으며 역노화 호르몬인 에스트로겐 E2가 현저하게 분비 촉진되었다는 사실 외에 성장 호르몬 및 IGF-1 역시 모두 분비 및 촉진이 이루어졌음을 알 수 있었습니다. 이는 현대 의학에서는 믿을 수 없는 결과입니다.

녹내장 사례 1 | 64세/여성

저희 료토쿠지대학의 정형외과 그룹 여섯 곳 중 료고쿠에 있는 정형외과에는 파킨슨병 1기 환자분이 있습니다. 이분은 64세 여성으로 편측성 파킨슨병 1기를 앓고 계셨는데, 이미 병을 고치기 어렵다는 선고를 받고 있었습니다.

저희는 이분의 동의를 얻어 저희가 개발한 '스트레스 프리 역노화 요법'으로 이분을 치료하게 되었습니다.

이 환자분은 3년 전에 왼손이 떨리기 시작했고 기력 감퇴가 현저해지면서 거주지 근처의 병원에서 도파민 생성과 관련된 뇌의 변성과 탈락을 평가하는 검사를 통해 파킨슨병이라는 확정 진단을 받았습니다.

'스트레스 프리 역노화 요법'의 치료는 우리 신체 전체 중 왼쪽 발바닥의 F점, 동양 의학에서 가장 유명한 치료점인 왼쪽 족삼리와 또 필자가 독자적으로 찾아낸 나이와 함께 감소하는 성장 호르몬의 분비 및 촉진을 가능하게 해 주는 오른쪽 N점, 그리고 뇌를 포함한 두부의 혈류를 경이적으로 2~4배나 증폭시키는 눈꺼풀 위의 P점까지 합계 네 곳에 간헐적으로 기분 좋은 열 자극을 가함으로써 이루어졌습니다.

녹내장, 노안, 백내장, 근시 등 안질환에서부터 파킨슨병과 당뇨병, 고혈압까지 대부분의 질병에 대한 치료 역시 동일한 방법으로 실시됩니다.

단 소화관을 중심으로 하는 경우와 전립선 비대 및 부인과 질환 등의 경우는 치료점이 달라집니다.

이 파킨슨병 환자분은 치료를 시작한 시점에는 손의 떨림과 기력 감퇴 등으로 직장에서의 업무를 단념한 상태였습니다.

그 뒤 저희가 개발한 '스트레스 프리 역노화 요법'을 주 2~3회 실시하자 약 한 달 만에 파킨슨병의 떨림과 보행 장애가 눈에 띄게 개선되었고 그 외에도 기력 역시 회복되어 복직을 하게 되었습니다.

또한 이 환자분은 10년 이상이나 녹내장을 앓고 있었습니다.

그리고 '스트레스 프리 역노화 요법' 치료 후 환자분은 녹내장 증상이 현저하게 개선되는 것을 느꼈고 다니던 안과 의원에서 녹내장을 재검한 결과 26mmHg(정상치 10~20mmHg) 이상이었던 안압치가 파킨슨병의 치료를 위해 '스트레스 프리 요법'을 받은 뒤 18mmHg까지 낮아져 녹내장도 치유되었다는 기쁜 소식을 들었습니다.

무척 발전한 현대 의학에서도 근본적인 치료법이 없다고 여겨지는 파킨슨병을 고칠 수 있으면 인류의 모든 질병을 고칠 수 있을 것이라는 필자의 가설을 긍정적으로 볼 수 있게 하는 결과입니다.

연령별 각종 질환의 발생률과 나이가 들수록 계속 줄어드는 연령별 성장 호르몬의 감소율 그래프를 보고 필자는 인류의 모든 질병은 스트레스로 인한 혈류 저하와 성장 호르몬의 분비 저하에 의해 일어난다고 단언한 바 있습니다. 그리고 이는 그 가설을 증명하는 결과라고 생각할 수 있습니다.

참고로 이 사례에서 기존에 다니던 의원에서 받은 녹내장 치료는 점안약뿐으로 '스트레스 프리 역노화 요법' 이외의 개입은 없었다는 사실을 첨언합니다.

녹내장 사례 2 | 69세/여성

다음 피험자분은 료토쿠지대학에서 교수로 근무하는

69세 여성입니다. 양쪽 눈에 핵 백내장, 피질 백내장 및 녹내장이 있었고 당뇨병, 고지혈증까지도 있는 상태였습니다.

이분은 다른 피험자들이 호전되는 모습을 직접 목격하고 본인이 강한 의지를 표명해 피험자가 된 사례였습니다.

'스트레스 프리 역노화 요법', 즉 왼쪽 발바닥의 F점, 왼쪽 다리의 족삼리, 오른쪽 N점, 왼쪽 P점을 자극하자 시작 단계부터 수면의 개선 및 배변 활동의 정상화 등 일상생활의 질이 호전되는 것을 보여 주었습니다.

현재는 두 번째 시술을 마친 상태입니다만 결과는 양쪽 눈의 MD값(같은 연령의 건강한 사람과 비교하여 시야가 보이는 정도를 수치화한 것)이 좌우 모두 낮아져서 시야의 개선이 확인되었고, 그 외에도 혈액 분석을 통해 성장 호르몬, IGF-1, 특히 에스트로겐 E2는 12에서 23으로 증가된 것을 알 수 있었으며, 동맥 경화 지수(AI)를 비롯해 중성 지방과 HbA1c가 현저하게 저하되어 역노화가 이루어져 있었습니다.

특히 폐경 뒤에는 고갈되는 것으로 알려진 에스트로겐 E2의 증가는 주목할 만합니다.

또 이분은 최근 주위 사람들로부터 사람이 달라진 것처

'스트레스 프리 역노화 요법'에 의한 변화

중성 지방

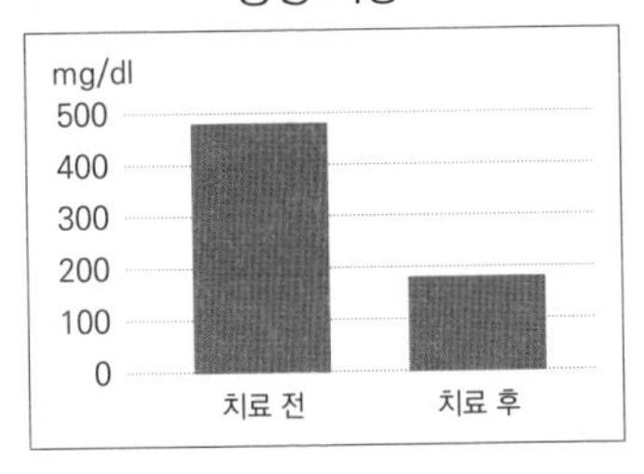

성장 호르몬(GH)

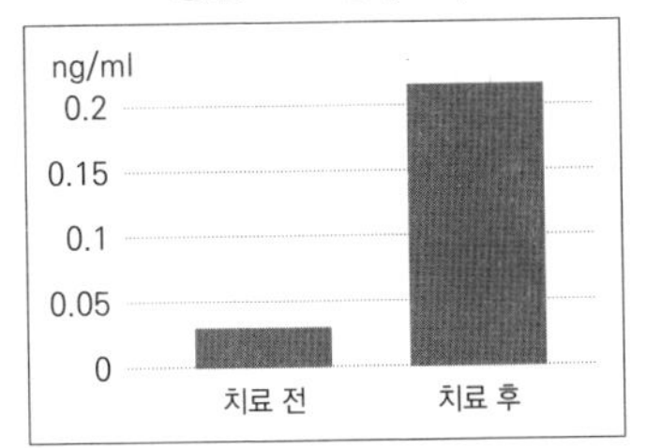

동맥 경화 지수(AI)

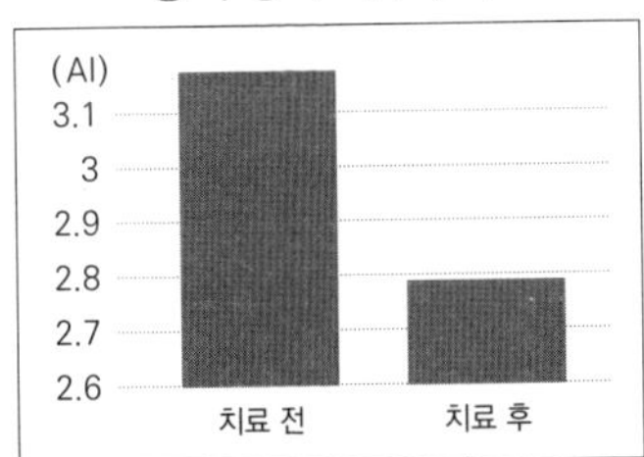

에스트로겐 E2

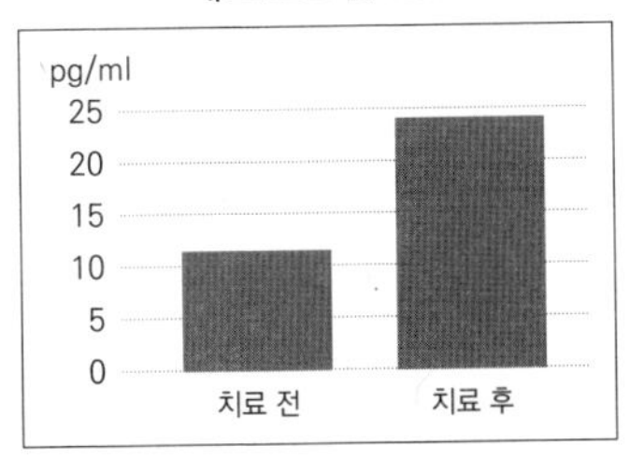

HbA1c

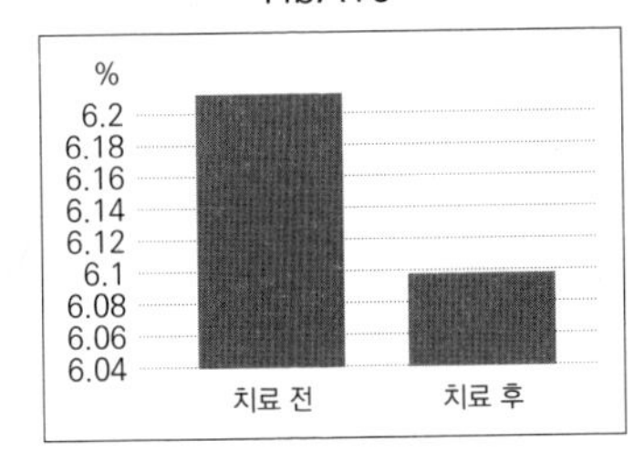

IGF-1

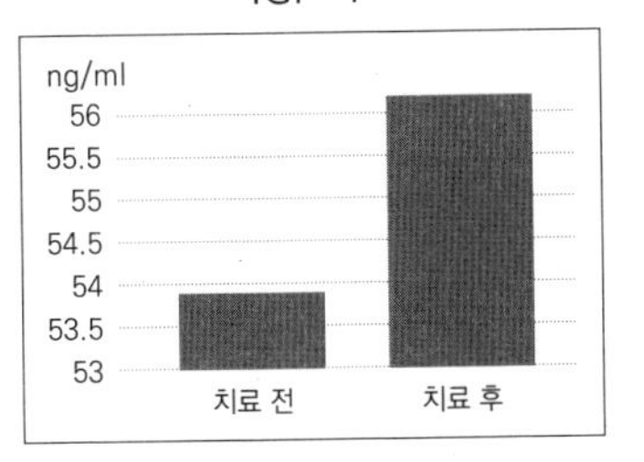

백내장, 녹내장, 고지혈증을 앓고 있던 69세 여성에 대한 치료 효과. 성장 호르몬, IGF-1, 에스트로겐 E2의 증가가 확인되며 동맥 경화 지수, 중성 지방, HbA1C는 현저하게 감소했습니다.

녹내장 환자의 시야 개선 모습

색이 진할수록 시야가 보이지 않음

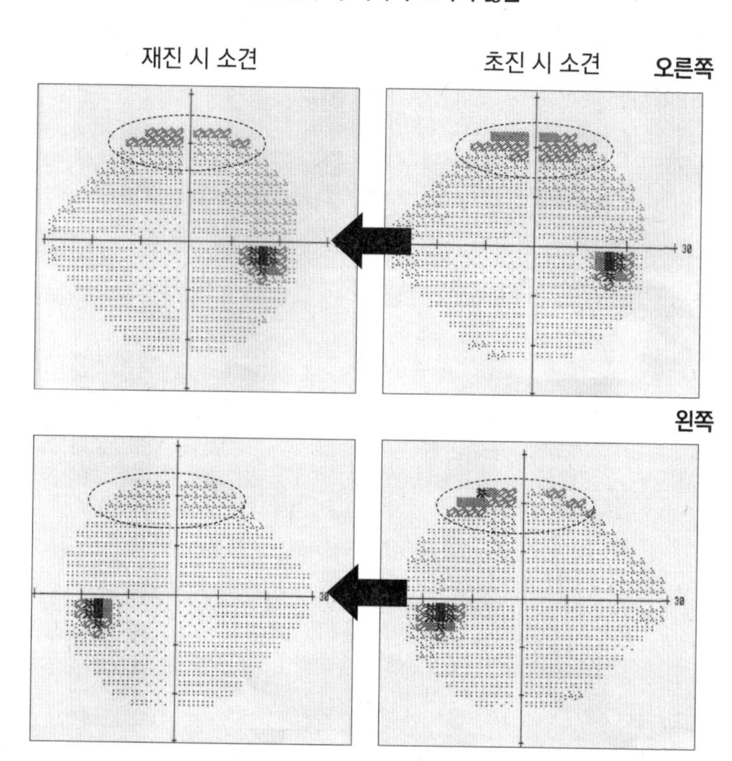

69세 여성의 '스트레스 프리 역노화 요법' 전후의 양쪽 눈의 시야 변화입니다. 색이 진한 곳은 시야가 보이지 않는 곳을 나타냅니다. 치료 전에는 좌우 모두 상부 시야가 보이지 않았지만 치료 후에는 개선된 것을 볼 수 있습니다.

럼 피부가 좋아졌다고 칭찬을 받고 있으며 몸 상태도 훨씬 좋아지고 눈도 잘 보이게 되었다고 감사의 말을 제게 전했습니다.

녹내장 사례 3 | 63세/남성

이번 치료에 참가하신 분은 료토쿠지대학의 관리 부문에서 일하시는 분으로 오랜 기간 이학요법학과 교육에 종사하셨던 분입니다.

안압은 정상 영역이었으나 녹내장과 노안을 앓고 계셨습니다.

오랜 시간 녹내장을 앓으셨고 의료인이신 만큼 완치가 어렵다는 사실과 실명의 위험에 대해서도 잘 알고 계셨습니다. 하지만 '스트레스 프리 역노화 요법'에 대한 충분한 이해가 있었던 까닭에 상태 개선에 대한 기대를 품고 솔선해서 임상 시험에 참가해 주셨습니다.

'스트레스 프리 역노화 요법'은 지금까지 필자가 탐구해 온 세 가지 카테고리를 융합해서 실시됩니다.

저희가 알아낸 미지의 체표점 3곳과 옛날부터 잘 알려진 왼쪽 족삼리에 금과 알루미늄으로 만든 직경 1.5밀리미터짜리 작은 도자를 장착해 화상을 입지 않는 48℃ 미만의 온열을 간헐적으로 조사함으로써 이루어집니다.

그 결과는 명백했습니다. 첫 번째 '스트레스 프리 역노화 요법'으로 지금까지 치료되지 않았떤 시야가 깨끗해진 것입니다.

게다가 일주일 뒤에는 노안이 개선되어 2주째에는 노안경이 필요 없게 되었습니다.

즉 현대 의학에서는 불가능하다고 여겨졌던 원근 조절 기능이 회복되었다는 뜻입니다.

2주 뒤 안과에서의 시야 검사에서는 결손 영역이 작아지면서 개선된 것이 보였습니다.

그리고 4주 뒤의 세 번째 진료에서는 시야 검사에서 결손 영역이 더욱 개선된 것 외에도, 앞에서 이야기한 것처럼 눈의 보호 작용이 있는 여성 호르몬 에스트로겐 E2와 성장 호르몬, 또 IGF-1이 분비 및 촉진되었고 중성 지방 등이 현저하게 저하되어 동맥 경화 지수도 개선되었다는 사실이 판명되었습니다.

'스트레스 프리 역노화 요법'에 의한 변화

IGF-1

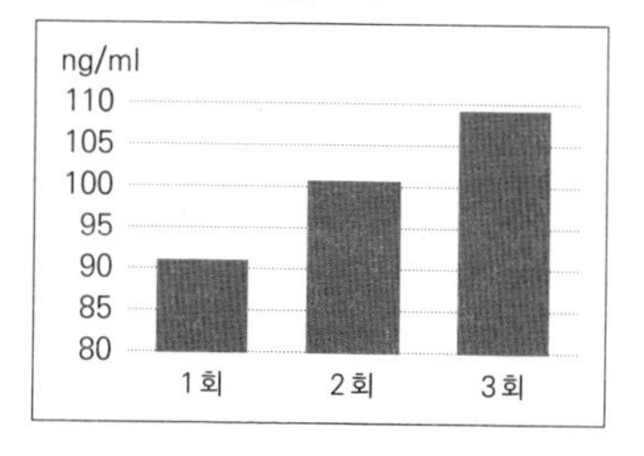

성장 호르몬(GH)

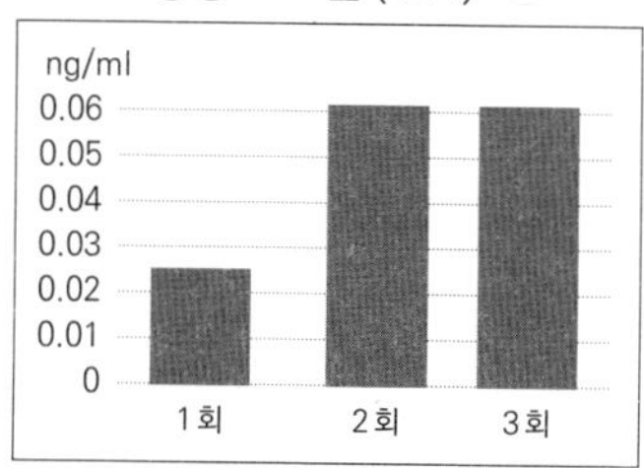

에스트로겐 E2

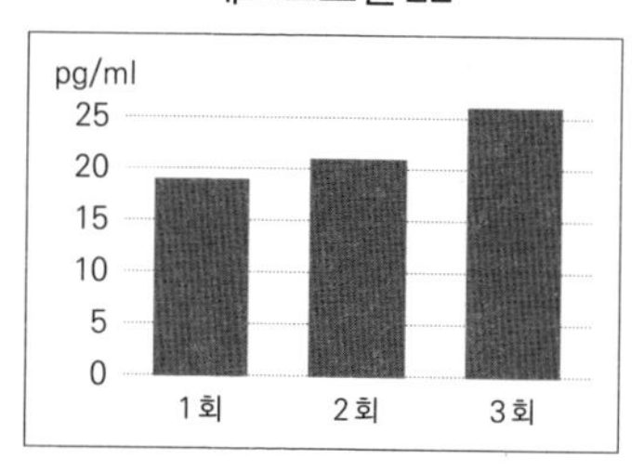

동맥 경화 지수

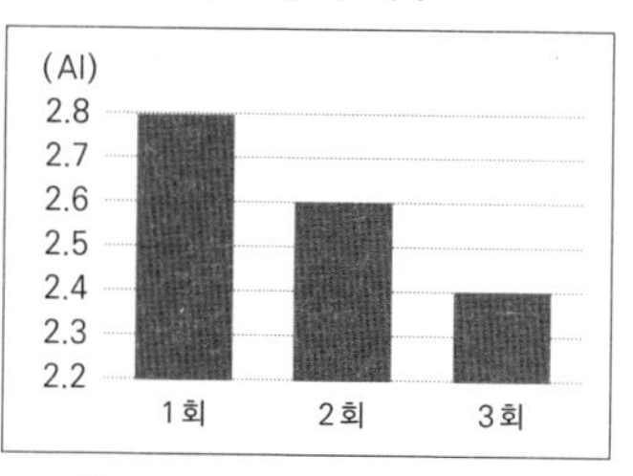

녹내장을 앓고 있던 63세 남성의 데이터입니다. '스트레스 프리 역노화 요법'을 복수회 시술한 결과 에스트로겐 E2, 성장 호르몬, IGF-1이 분비 및 촉진되었고 동맥 경화 지수도 개선되었습니다.

'스트레스 프리 역노화 요법'에 의한 시야 검사 변화

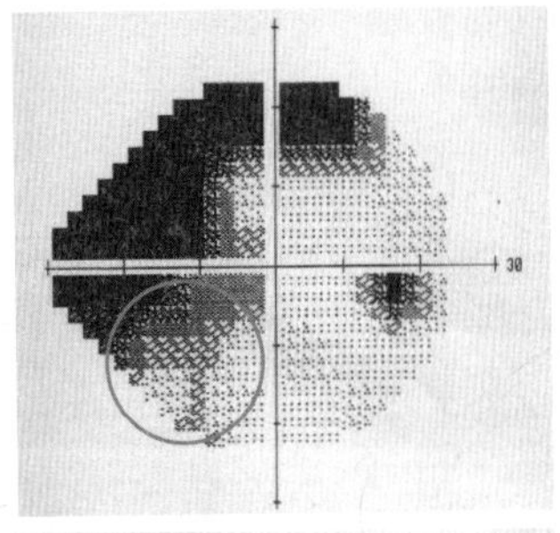

첫 번째 진료 4월 12일 -15.09

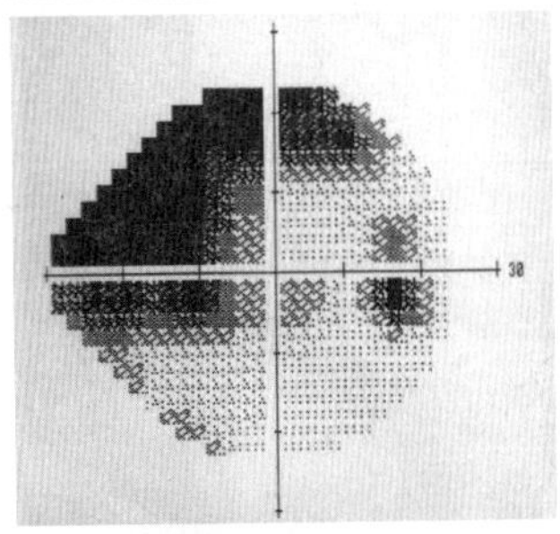

두 번째 진료 4월 26일 -14.52

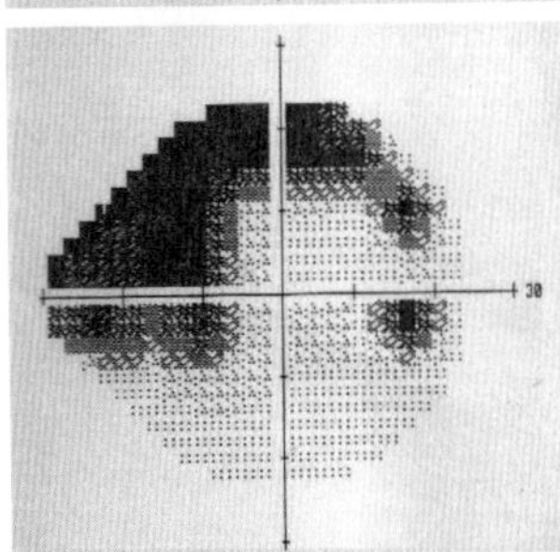

세 번째 진료 5월 10일 -12.97

mean deviation slope:MD slope
(MD값) 원 내의 영역 개선

'스트레스 프리 역노화 요법'에 의해 왼쪽 아래의 결손 영역이 조금씩 작아져 시계가 선명해졌으며 MD값의 마이너스도 줄었습니다.

10 | 역노화가 이루어지면 안검하수도 순식간에 낫는다

안검하수에는 선천성과 후천성이 있습니다. 선천성은 태어나면서부터 눈꺼풀을 드는 근육이나 신경의 기능이 충분하지 않아 제대로 눈꺼풀을 들 수 없는 상태를 가리킵니다.

반면 후천성 안검하수는 눈꺼풀을 들어 올리는 근육의 접착 부분이 약해지거나 눈을 움직이는 신경 세포의 신호가 약해져서 일어난다고 추측됩니다.

안검하수는 눈을 쉽게 피로하게 만들며 눈을 억지로 뜨다 보니 이마에 주름을 만들어 외견상 얼굴의 노화를 촉진시키기도 합니다. 또 안검하수에 의해 불면증이나 어깨 결림 현기증 등도 일어날 수 있습니다.

안검하수는 대부분의 사람들에게 노화와 함께 오는, 자신도 모르게 일어나는 증상 중 하나입니다.

필자도 일부러 의식한 것은 아니었으나 '스트레스 프리 역노화 요법'을 실시하는 중 오른쪽 눈의 눈꺼풀이 치켜오르면서 눈이 더 커진 것처럼 보이게 되어 깜짝 놀랐습니다.

즉 어느 사이엔가 나이로 인해 안검하수가 생겼었던 것입니다.

이는 '스트레스 프리 역노화 요법'으로 안검하수를 치료할 수 있다는 하나의 사례입니다, 그리고 어떤 사례에서든 불과 한 번으로 눈이 크게 뜨이는 것은 공통적이었습니다.

특히 안검하수로 인해 눈이 보이지 않는 상태였던 82세 환자분의 회복은 충격적이었습니다. 이분에게 시술할 때도 '스트레스 프리 역노화 요법'에 의한 왼쪽 발바닥 F점, 왼쪽 다리의 족삼리, 오른쪽 N점, 왼쪽 P점에 간헐적으로 기분 좋을 정도의 온열 조사를 했습니다.

이분의 안검하수는 안타까울 만큼 중증으로, 손으로 눈꺼풀을 들지 않으면 앞이 보이지 않을 정도였습니다만, 불과 30분 뒤에는 완전히 정상적인 상태까지 개선되어 무척 기뻐하고 감사하였습니다.

다른 사례에서도 시술 다음 날 아침에 오랜 세월 앓았던 백내장과 안검하수가 깨끗이 사라졌습니다.

'스트레스 프리 역노화 요법'에 의한 안검하수 치료와 수술에 의한 안검하수 치료는 크게 다릅니다.

수술에 의한 안검하수 치료는 그 치유가 일시적인 것으로 재발 가능성이 있습니다.

하지만 '스트레스 프리 역노화 요법'의 특징은 수술에 의한 치료와는 달리 안검하수의 원인을 제거하는 근본적 치료라는 것입니다. 그리고 필자가 독자적으로 알아낸 인류 미지의 체표점 세 곳과 왼쪽 다리의 족삼리에 금과 알루미늄으로 만든 직경 1.5밀리미터의 작은 도자를 이용해 화상을 입지 않는 48℃ 미만의 기분 좋은 온열을 조사하는 것으로 시작됩니다.

그러면 시작한 지 불과 1분 만에 두부를 포함한 전신에 2~4배의 큰 폭의 혈류량 증가가 일어납니다.

그것뿐만이 아닙니다. 활발한 혈류에 의해 우리의 근육뿐 아니라 신경 조직과 온몸에 있는 60조 개 이상이나 되는 모든 세포에 산소와 영양이 공급되면서 활성화되는 것은 자명한 일입니다.

또한 '스트레스 프리 역노화 요법'은 우리 몸의 대부분의 조직을 재생시키거나 수복시키는 일에 필수적인 성장 호르몬의 분비 및 촉진을 일으키는 것이 큰 특징입니다.

'스트레스 프리 역노화 요법'에 의해 일어나는 활발한 혈류와 성장 호르몬의 공급이 손상되고 위축된 눈꺼풀을 움직이는 근육과 신경 조직을 빠르게 수복시켰을 거라는 상상은 어렵지 않게 할 수 있습니다.

난치병인 파킨슨병을 고칠 수 있다면 모든 질병을 고칠 수 있을 것이라는 필자의 가설은 안검하수에서도 증명되었다고 생각합니다.

11 | 의학의 상식을 뒤집는 여성 호르몬에 대한 비책

언제까지나 젊고 아름답게 있고 싶다는 것은 모든 여성의 소망입니다.

그 소망의 열쇠를 쥐고 있는 것은 이 책에서 여러 번 반복해서 이야기한 '혈류'와 '성장 호르몬'이라는 것은 틀림이 없습니다.

거기에 더해 여성의 영원한 바람인 '아무리 나이를 먹어도 젊고 아름답게 그리고 여성스럽게 살고 싶다'의 열쇠는 여성 호르몬이라고 할 수 있습니다.

여성 호르몬은 난소에서 만들어지며 한 사람의 몸에서 평생동안 분비되는 여성 호르몬의 양은 불과 스푼 하나 정도의 양이라고 합니다.

여성 호르몬에는 에스트로겐(난포 호르몬)과 프로게스

테론(황체 호르몬)이 있습니다.

이 두 가지 여성 호르몬은 특히 여성다움과 관련된 호르몬으로써 유선을 발달시키거나 여성다운 몸매를 만들고 자궁 내막을 강화하여 임신을 할 수 있게 만드는 등 여성의 심신에 큰 영향을 끼치는 것으로 알려져 있습니다만, 폐경 전후 격감하며 이후는 고갈됩니다.

괜히 화가 치밀어 오르거나 갑자기 땀이 나는 등 여성들에게 폐경기 장애가 일어나는 것 또한 이 시기입니다. 즉 에스트로겐 E2는 나이와 함께 격감함으로써 여성스러움을 잃게 합니다.

그리고 폐경 후에는 에스트로겐 E2를 증가시킬 수 없다는 것이 현대 의학의 결론입니다.

하지만 '스트레스 프리 역노화 요법'으로 F점, N점, P점에 기분 좋게 간헐적 열 자극을 가하면 이 에스트로겐 E2의 분비 및 촉진이 일어난다는 사실이 밝혀졌습니다.

저희들 스트레스 프리 연구 피험자 중 50세 이상 폐경을 맞으신 분에게 에스트로겐 E2의 증가와 함께 월경의 부활이 있었다는 보고도 있었으며 이는 역노화의 한 사례라고 생각합니다.

‘스트레스 프리 역노화 요법’에 의한 에스트로겐 E2의 증가

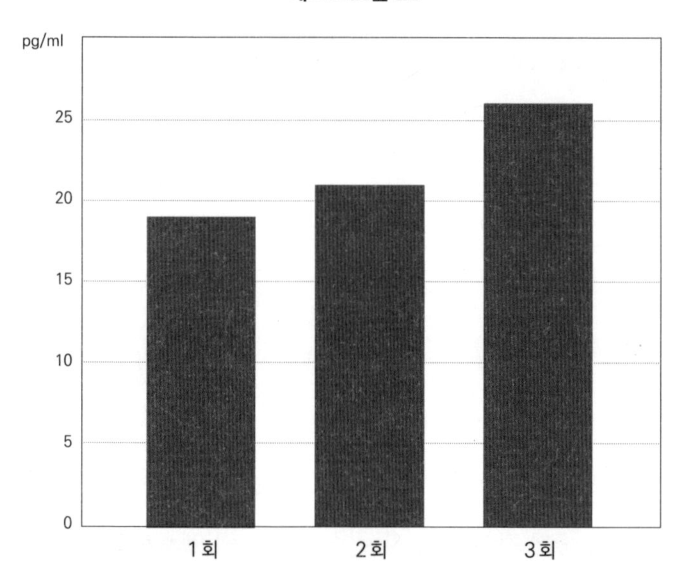

다시 한번 더 소개합니다. 나이를 먹어 감에 따라 줄어드는 여성 호르몬 에스트로겐 E2의 분비량도 ‘스트레스 프리 역노화 요법’를 실시하면 증가합니다.

이는 그야말로 내부로부터 시작된 역노화라 할 수 있으며, 모든 여성의 소망인 '언제까지나 젊고 아름답게 있고 싶다'라고 하는 꿈과 '아름답게 늙고 싶다'라고 하는 이상에 한 걸음 다가간 것이라 생각합니다.

12 | 역노화, 피부가 촉촉해지고 기미가 사라진다

'스트레스 프리 역노화 요법'을 실시하면 모든 사람들의 기미가 없어지고 피부가 촉촉해지며 광택이 나타납니다. 이를 가능하게 하는 것은 필자가 발견한 P점에 열을 자극함으로써 일어나는, 2배 이상의 안면과 뇌에서의 혈류 증폭 때문입니다.

우리 피부는 항상 피부 안에서 새로운 세포가 태어나고 오래된 세포가 때가 되어 떨어지는 사이클이 반복되고 있습니다.

이 피부의 순환을 턴오버라고 부릅니다.

턴오버는 피부의 신진대사를 의미합니다. 이 턴오버가 일어나는 주기는 성장 호르몬의 분비가 정점에 달하는 20세 무렵에는 28일, 3,40대가 되면 40일 이상 걸립니다.

피부의 재생, 성장을 촉진하는 성장 호르몬의 분비가 나이와 함께 감소되면 이 피부의 턴오버가 늦어지고 원래는 자연스럽게 떨어져야 하는 각질이 피부 표면에 남기 쉬워져 피부가 거칠어지거나 매끄러움을 잃고 피부 트러블이 생기기 쉬워집니다.

또한 기미란 자외선과 스트레스에 의해 증가한 멜라닌이 피부에 침착된 것으로 보통은 턴오버에 의해 배출되는 것으로 알려져 있습니다만, 사실은 아직 그 원인을 완벽하게 알지는 못합니다.

다만 나이를 먹어 감에 따라 성장 호르몬의 분비가 감소하면 턴오버에 이상을 일으켜 기미가 남게 되는 것이라 추측할 수 있습니다.

'스트레스 프리 역노화 요법'을 실시하자, 즉 P점에 기분 좋은 간헐적 열 자극을 가하자 안면을 포함한 두부에 혈류량이 2~4배나 대량으로 증가했습니다.

또한 N점에도 같은 자극을 주었을 때 성장 호르몬의 분비 및 촉진을 이루었으며, 그 결과 노화에 의해 40일 이상 걸리던 안면 피부의 턴오버, 즉 피부의 신진대사를 정상화시켜 주름의 개선 및 기미의 소실 등 피부가 회춘하는 데 큰 도움을 주었다고 생각할 수 있습니다.

13 | 역노화가 이루어지면 머리카락이 자란다

우리 몸에는 보통 모두 합쳐 약 5백만 개의 털이 자라나 있습니다.

그중 두발은 10만 개라고 하며 하루에 약 0.3밀리미터씩 2~5년에 걸쳐 계속 자라게 됩니다.

털의 성장이 계속되는 동안은 모근이 모낭의 모모기모근에 단단하게 부착되어 있습니다만 모발의 성장 사이클이 끝나면 모낭은 불활성화되어 축소되며, 곧 모근과의 결합이 깨져 빠지게 됩니다.

건강한 성인은 매일 50개의 모발이 빠진다고 알려져 있습니다만 두피의 스트레스에 의한 혈류 저하를 비롯해 약제 및 방사선 등에 의해 백 개 이상의 모발이 빠질 때도 있습니다.

특히 남성은 체내를 순환하는 성 호르몬의 농도 변화가 두발에 영향을 끼쳐 종모에서 생모로의 변화에 의해 탈모가 발생하기 쉬워집니다.

이것이 남성형 탈모로, 흔히 말하는 젊은 대머리가 되는

털의 성장 사이클

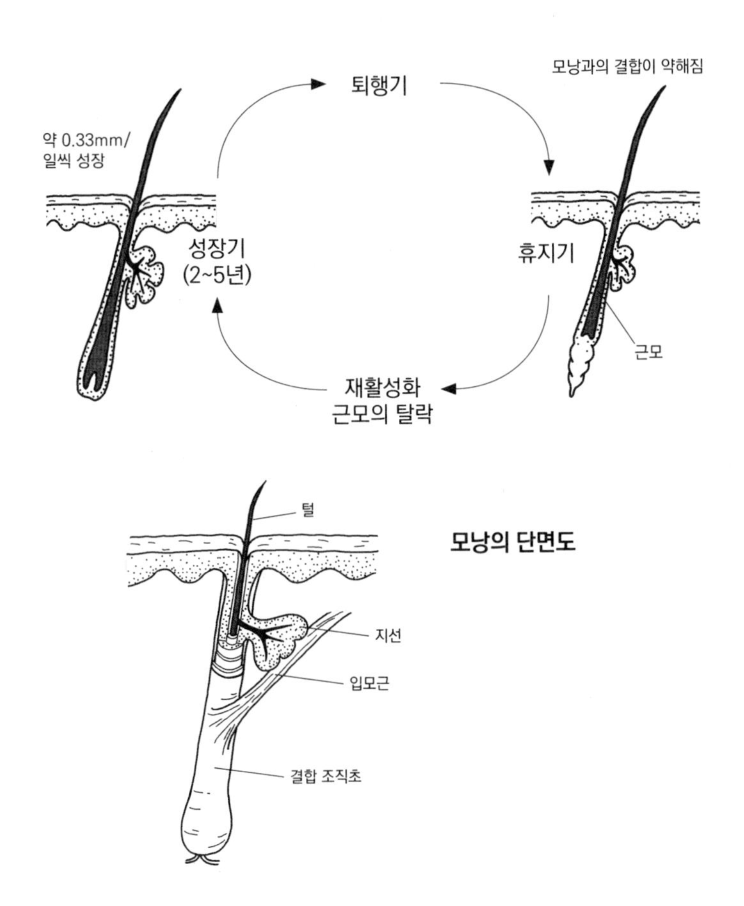

이 사이클로 모근이 머리카락을 만들 수 있는 것은 약 40회까지로, 정상적인 경우에는 2~5년 걸리는 순환 주기가 나이를 먹어 감에 따라 혈류 저하와 성장 호르몬의 분비 감소로 인해 수개월로 축소되면 모근의 수명이 짧아지며 그 결과 모발이 줄어듭니다.

이유입니다.

반면 나이가 들며 모발이 줄어드는 것은 이유가 다릅니다. 이 경우에는 혈류가 저하되어 성인병이나 다양한 질병이 일어나기 쉬워지는 것과 똑같은 원인, 즉 발생하는 성장 호르몬의 분비 저하 때문이라고 필자는 생각합니다.

우리의 모발 사이클에는 2년에서 5년이라는 폭이 있지만 2년인 경우와 5년인 경우를 비교하면 머리카락의 숫자에 커다란 차이가 발생합니다.

즉 혈류 저하가 주된 원인인 노화로 인해 모발의 성장 사이클은 짧아지고 모발의 양이 저하되는 것으로 생각할 수 있습니다.

이는 우리의 모발이 가지는 해부학적 환경을 살펴보면 일목요연해집니다.

털의 집이라 할 수 있는 모공의 기저부 중 상층 표피는 모세 혈관과 신경을 포함한 결합 조직이 둘러싸고 있습니다.

즉 풍부한 혈류에 의해 머리카락은 오래 남아 있을 수 있으며 동시에 혈액과 성장 호르몬 등의 정상적인 공급에 의해 기저 세포가 분열되어 발생하는 세포가 발달 중인 머리카락의 일부로서 공급됩니다.

머리카락의 생성 과정에서도 세포의 분열이 필요하지만 여기에서도 성장 호르몬의 존재 없이는 머리카락의 생성이 일어나지 않는다는 것을 알 수 있습니다.

특히 두정부가 노화에 의해 머리카락이 빠지기 쉬운 이유는 입위 보행을 하는 인류의 경우 해부학적으로 두정부에 혈류의 공급이 불리하다는 사실에 기인합니다.

이 역시 혈류에 의해 머리카락이 컨트롤되고 있다는 증거라 할 수 있습니다.

모발은 식물 중에서도 구근 식물과 닮았습니다.

구근 식물이란 달리아나 튤립처럼 구근이 기초가 되어 생존해야 있다가 매해 봄이 되면 싹을 틔우고 꽃을 피우는 식물을 가리킵니다.

모발은 하나하나에 수명이 있으며 앞에서 이야기한 것처럼 2년에서 5년이라는 사이클(모주기라고 함)에 따라 성장하고 빠지게 됩니다.

그리고 구근 식물과 마찬가지로 모근에서 다시 새로운 머리카락이 자라난다는 사이클을 반복하고 있는 것입니다.

이 모근의 헤어 사이클은 40회로 알려져 있으며 이를 마치면 그 모근은 머리카락이 자랄 수 없게 되는 까닭에 머리카락이 두 번 다시 자라지 않게 됩니다.

정상적일 때는 2년에서 5년인 헤어 사이클이 혈류 저하와 성장 호르몬의 분비 저하가 일어나면 급격히 모발의 수명이 수개월로 줄어듭니다. 따라서 40회라는 발모 사이클을 금방 소진하게 되어 모근의 수명이 끝나고 모발을 잃어버리게 되는 것입니다.

또 혈류 저하와 나이를 먹어 감에 따라 분비가 감소된 성장 호르몬 때문에 본래는 식물의 구근처럼 피하에 존재하던 모근의 세포 분열이 어려워지게 되고, 모발이 생성될 수 없는 환경이 되면서 머리가 빠지는 것이라 추측됩니다.

머리숱의 풍성함은 결국 헤어 사이클의 연장과 모근의 정상적인 발아 작용을 촉진하는 풍부한 혈류 공급 및 성장 호르몬의 분비 촉진에 달려 있다고 할 수 있습니다.

필자는 직접 육성해 왔던 유명한 유도 선수가 세계 선수권에서 예선 탈락한 일에 대한 슬픔을 공유하는 의미로 10년 이상이나 삭발을 유지해 왔습니다. 매일 아침 면도기로 삭발을 하는 덕분에 머리카락의 성장 속도가 어떤지는 여실히 느낄 수 있습니다.

제가 '스트레스 프리 역노화 요법'을 받은 뒤부터는 다음 날 아침의 머리카락의 재생이 활발해졌는데 특히 아래쪽에서 두정부 쪽의 재생이 눈에 띄었습니다.

머리카락이 튼튼해지기도 했고, 또 많은 양의 머리카락의 재생이 일어나 많이 놀랐습니다.

14 | 역노화가 이루어지면 백발이 검어진다

2021년 6월 무렵 필자는 아침 세면대에서 자신의 눈썹을 보고 놀랐습니다.

필자가 70대에 돌입한 뒤로는 눈썹에 하얀색 털이 섞이기 시작했고, 역시나 밀려오는 세월의 파도는 이길 수 없다고 자학적으로 생각하고 있었습니다.

그런데 눈썹에 있던 하얀색 털이 없어졌던 것입니다.

즉 필자가 개발한 '스트레스 프리 역노화 요법'은 백발을 흑발로 바꿀 수 있다고 판명된 것입니다.

백발이 되는 원인은 유전적 요소도 있어 단순하지 않다고 합니다만, 간단히 말하자면 두피의 혈행 불량이 최대 원인으로 생각됩니다.

머리카락은 원래부터 색깔이 있는 것이 아닙니다.

우리의 두피 안에 있는 색소 세포(멜라노사이트라고 함)가 털의 뿌리 부분에 있는 털망울 안에 존재하는데, 이 멜라노사이트가 멜라닌 색소를 생성해 머리카락을 검게 만드는 것입니다.

즉 멜라닌 색소를 생성하는 멜라노사이트의 작용이 저하되면 머리카락에 색소가 전달되지 않아 백발이 되는 것입니다.

그리고 머리카락의 9할 이상을 구성하는 단백질인 케라틴도 모두 우리의 두피로 오는 혈류에 의해 만들어집니다.

하룻밤 만에 머리카락이 하얗게 변했다는 이야기를 들어본 적이 있을 것입니다. 큰 충격 등으로 인한 혈류 저하가 그렇게 된 원인이었음은 상상하기 어렵지 않지만, 이는 이야기의 당사자가 받은 충격이나 스트레스의 크기를 전하기 위해 사용되는 과장된 표현입니다.

왜냐하면 털 그 자체는 눈썹이나 피부 표피와 마찬가지로 불활성 상태로 죽어 있습니다. 색조의 변화는 조금씩 일어나는 까닭에 하룻밤 만에 머리카락 전체가 하얗게 변하는 일은 불가능한 것입니다.

백발의 원인이 되는 멜라노사이트 작용의 저하는 노화와 함께 일어나는 성장 호르몬의 분비 저하와 혈류 저하가 원인일 거라 추측됩니다.

필자의 눈썹 역시 필자가 개발한 '스트레스 프리 역노화 요법'로 인해 일어난 두피로의 혈류 증가와 분비 및 촉진된 성장 호르몬의 작용 덕분에 흰 털이 없어졌다고 생각합니다.

제2장

인체에서 스트레스를 없애면 어떤 일이 일어나는가

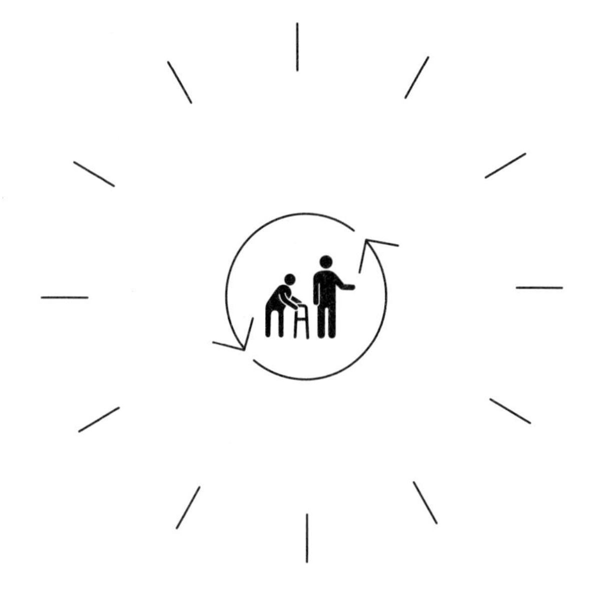

1 | B.O. 번즈 박사의 시사

앞에서 이야기한 것처럼 미국인 의사 B.O. 번즈 박사의 한 권의 저서에서 필자는 평생의 과업을 얻었습니다. B.O. 번즈 박사는 사람이 유지해야 할 체온의 중요성을 그 책에서 이야기했습니다.

그의 말에 따르면 창조주는 애초에 우리의 체온을 36.50℃~36.80℃로 정했다는 것입니다. 그런 까닭에 36.50℃ 이하로 내려가면 많은 질병이 일어나기 시작합니다. 그리고 체온을 낮추는 모든 요인은 갑상선 호르몬의 분비 저하에 기인한다고 번즈 박사는 갈파했습니다.

인간의 체내에 있는 분비선은 우리가 살아가기 위해 중요한 작용을 합니다. 특정 영역에만 영향을 끼치는 수액선이나 누선과 달리 내분비선은 혈액에 호르몬을 분비시키고 그 호르몬은 혈액에 의해 몸속 구석구석까지 운반됩니다.

뇌의 하수체에서는 성장, 출산 시의 자궁의 수축, 모유의 분비 등에 영향을 주는 호르몬이 분비되고 있습니다. 또 신장 위쪽에 있는 부신에서는 코르티솔, 스트레스에 반응하는 아드레날린 등 몸에 꼭 필요한 호르몬이 많이 분비됩니다.

게다가 뇌 안에 있는 송과체라 불리는 부분은 신경과 뇌의 작용에 관련된 호르몬을 분비합니다.

이처럼 모든 내분비선은 우리가 살아가기 위해서는 꼭 필요한 여러 가지 호르몬을 분비하고 있습니다.

그중 하나인 갑상선은 목의 앞쪽 흔히 말하는 '아담의 사과(울대뼈, 후두융기라고도 함)' 바로 밑에 있으며 작은 나비 모양을 하고 있는데 무게는 불과 1온스(28g)로, 이곳의 내분비선 무게는 일본인의 경우 평균 10~15g 정도입니다.

우리는 입에서 음식을 먹고 소화 및 흡수하여 음식을 에너지로 변화시키고 그것을 60조 개 이상의 세포에 산소와 글루코스, 지질과 함께 공급하여 살아갑니다. 이것이 대사이며 이 대사를 컨트롤하는 것이 갑상선 호르몬입니다.

이 갑상선에서 분비되는 호르몬은 1년을 통틀어 스푼 하나 정도의 양밖에 안 된다고 합니다만 신체의 열을 발생시키는 중요한 역할을 담당하고 있습니다.

또 이 호르몬은 혈액의 순환과 혈액량의 유지에 중요한 역할을 하고 있습니다. 그뿐만 아니라 근육을 건강하게 유지하는 데 있어서도 중요한 작용을 한다고 알려져 있습니다.

갑상선 기능의 극단적인 저하가 중대한 신체적 장애를 일으킨다는 사실은 옛날부터 알려져 있었습니다. 갑상선에 장애를 가진 채 태어나는 '크레틴증'은 발달 장애와 지적 장애를 일으킵니다.

다행히 극단적인 갑상선 기능 저하는 자주 발생하지 않습니다. 하지만 중증 혹은 경증의 저하는 무척이나 자주 발생하고 있습니다. 갑상선 호르몬은 아주 미세하게 저하되더라도 사람에 따라 다양한 질병이 발생합니다.

예를 들어 빈번한 두통, 여러 가지 피부 트러블, 만성 염증을 동반한 각화증, 건선 등이 일어날 수 있습니다. 또 감기에 반복되어 걸릴 뿐 아니라 부비강, 편도, 귀 등에 감염을 자주 발생시킵니다.

그뿐만이 아닙니다. 갑상선 호르몬을 투여하는 사람에게는 심장 발작이 발생하기 어렵고 암의 발생도 없었다는 연구 결과 등이 B.O. 번즈 박사의 저서에 기록되어 있습니다.

그리고 갑상선 기능 저하로 인한 영향 중 정신적인 변화도 있습니다. 이로 인해 생긴 '울적함'이나 스트레스로부터 유발되는 정서의 혼란은 '우울증'이 되어 자살을 생각하도록 만들 만큼 발전할 수 있습니다.

또한 갑상선 기능 저하는 흔히 말하는 성인병인 고혈압과 당뇨병 그리고 다양한 정형외과적 질환까지 발생시킨다고 기록되어 있습니다.

그 근거가 되는 것이 혈류 저하와 저체온입니다.

2 | 갑상선에 대한 온열 자극

B.O. 번즈 박사의 시사를 통해 필자는 '울대뼈 아래의 갑상선 체표부를 자극하면 갑상선이 자율적으로 정상화되지 않을까' 하는 대담한 가설을 세웠습니다.

처음에는 침으로 진행했습니다만, 필자의 신념인 '의학적 치료는 안전하고 기분 좋게, 최소의 자극으로 최대의 효과를 만들지 않으면 안 된다'를 지키기 위해 침을 화상을 입지 않는 기분 좋을 정도의 온열 자극으로 바꿨습니다. 그리고 이 기분 좋은 온열을 갑상선에 가하면 어떻게 될까 하는 미지의 실험을 진행하기로 한 것입니다.

그리고 갑상선 체표부에 열 자극을 가하자마자 지금까지의 의학적 상식에서는 생각할 수 없던 현상이 일어나는 것을 알 수 있었습니다.

3 | '스트레스 프리 요법'을 발견

울대뼈 하부에 있는 갑상선 체표부에 48℃ 미만의 화상을 입지 않을 정도의 기분 좋은 온열을 간헐적으로 가하면 혈중 스트레스 호르몬으로 불리는 ACTH(부신 피질 자극 호르몬)과 코르티솔 등이 일제히 저감된다는 사실을 알게 되었습니다.

물론 '스트레스 프리'를 탐구하는 연구에는 끝없는 어려움이 이어졌지만, 결국 저희는 발바닥에서 A, B, C, D, E, F, G라고 하는 일곱 곳의 미지의 체표점을 찾아냈습니다.

이들 일곱 곳의 체표점 중에서도 F점이라 불리는 체표점은 폭넓은 효능이 있었습니다. 이 F점을 저희들은 '궁극의 경혈'이라고 부르기로 했습니다.

4 | 인류 미지의 경이적 현상

필자는 B.O. 번즈 박사의 저서에서 힌트를 얻어 갑상선 호르몬 투여에 필적하는, 아니 그 이상의 효과가 있는 치료법을 '스트레스 프리' 연구를 통해 찾아냈습니다.

바로 발바닥에 있는 궁극의 경혈 F점입니다.

그리고 이러한 의료 기술은 더욱 진화하여, 좌우 발바닥의 F점에만 간헐적 온열 자극을 주는 것보다 기존의 동양의학에서도 유명한 경혈인 '중완'과 '왼쪽 다리의 족삼리'까지 포함한 네 곳에 간헐적으로 열 자극을 가하면 두 배 이상의 효과를 얻는다는 사실을 알아냈습니다.

필자는 이를 '스트레스 프리 하모니 요법'이라 부릅니다.

필자가 발견한 '스트레스 프리 요법'은 약 백 년 전 캐나다의 생리학자 세리에 박사가 제창했던 '인류의 질병은 스트레스에서 기인한다'라고 하는 스트레스 병인설에 기반을 두는 의료 기술이라고 할 수 있습니다.

하지만 '인체에서 스트레스를 제거하면 어떤 일이 일어날까?'라고 하는 미지의 과제에 대해서 '스트레스 프리 요법'은 발달이 눈부신 현대 의학에서도 이루지 못한 놀라운 결과를 보여 주었습니다.

필자가 개발한 '스트레스 프리 요법'은 좌우 발바닥에 위치한 궁극의 경혈 F점과 왼쪽 다리의 족삼리, 중완 등 네 곳에 화상을 입지 않을 정도의 기분 좋은 온열 자극을 간헐적으로 가하는 것으로, 그 결과 불과 1분 만에 다음 세 가지 현상이 100%의 확률로 일어난다는 사실을 발견했습니다.

① 혈중 스트레스 호르몬인 코르티솔이 100%의 확률로 저감
② 장관의 연동 운동의 촉진
③ 말초로 향하는 혈류가 2~4배 증폭

이 세 가지 현상은 지금까지 실시한 10만 번을 넘는 임상에서 100%의 확률로 일어났습니다.

이들 현상은 위나 장관의 기능을 정상화시키는 동시에 VEGF(혈관 내피 세포 증식 인자)가 현저하게 증가하면서 혈관의 탄성과 혈관 내피를 눈에 띄게 개선시킵니다. 거기다 혈압의 정상화뿐 아니라 활발한 혈류 증가도 일으킨다

고 생각합니다. 여기서 말하는 정상화란 혈압이 높은 사람은 정상치에 가까워지고 저혈압인 사람은 정상치인 120에 가까워지는 현상을 가리킵니다.

이런 사례는 선조들의 가르침에 비유하자면 '중용'에 가까운 것 같습니다.

게다가 혈중 인슐린 농도가 저하되면서 흔히 말하는 인슐린 저항성이 개선되며, 혈당치와 HbA1c가 정상화되는 등 두드러지는 의학적 효과가 나타납니다.

그리고 대부분의 환자분들이 이구동성으로 말씀해 주시는 것은 확연한 수면의 질 개선과 소화 기능의 정상화 및 변비의 개선입니다.

5 | '스트레스 프리 기구'의 개발

'스트레스 프리 기구'를 개발하는 데 있어 가장 중요하게 여겼던 개념은 '의학적인 치료는 안전하고 기분 좋으며 최소의 자극으로 최대의 효과를 내는 것이어야 한다'라는 것이었습니다.

이 배경에는 서양 의학, 동양 의학 할 것 없이 외과적 피부의 침습이나 침에 의한 피부의 절피 또 뜸에 의한 소작 등 모든 의학이 개체에 대해 무엇인가 대가를 요구해 왔던 역사가 있습니다. 특히 2차 세계 전 동양 의학의 거성 후쿠다 겐 선생님은 뜸 치료에서의 뜨거움과 반흔은 필요악이라고 단정하신 적 있습니다.

필자는 지금까지 의학이 요구해 온, 이러한 대가를 불식하는 것을 목표로 삼았습니다.

'스트레스 프리 기구'라고 이름을 붙인 치료기는 네 개의 도자를 가지고 있고 그 도자는 필자가 독자적으로 찾아낸 양쪽 발바닥의 F점(궁극의 경혈)과 옛날부터 뛰어난 치료점으로 잘 알려진 왼쪽 다리의 족삼리, 복부의 중완이라고 하는 경혈에 장착하도록 되어 있습니다.

족삼리라고 하는 경혈을 자극하면 위가 움직인다는 것은 잘 알려져 있는 현상입니다. 또한 이곳은 위염, 위하수를 비롯해 위경련 등의 위와 관련된 질환, 그리고 히스테리나 우울증 같은 정신 질환, 코 관련 질환, 좌골 신경통 등에도 효과가 좋은 것으로 잘 알려진 명혈입니다.

이렇게 하여 '스트레스 프리 기구'의 기초적 조건은,

① 네 개의 도자를 가질 것

② 화상을 입지 않는 48℃ 미만의 기분 좋은 전도열을 30분에서 60분, 간헐적으로 가할 수 있을 것

③ 전도열 패턴과 열의 파형은 과학적인 검증을 거쳐 결정할 것

등등으로, 이에 관해 다방면의 검토가 이루어졌습니다.

그리고 이러한 과학적 검증을 통해 체표에 가하는 파형과 패턴이 생체에 다양한 영향을 끼친다는 사실이 밝혀졌습니다.

밝혀진 과학적 검증을 요약하면 다음과 같습니다.

① 온도는 48℃ 미만의 화상을 피할 수 있는 기분 좋은 열 자극이 가장 유효하며 순환 기능 및 자율 신경 기능에 큰 영향을 끼친다는 사실이 판명되었다.

② 좌우 동시에 동일한 온열 패턴을 행하는 쪽이 더 활발한 하모니 효과를 낳는다.

③ 온도를 올릴 때에는 완만하게 하고 정점에 달한 후에

는 급격하게 온도를 강하시키는 쪽이 효과적이다.

이처럼 필자는 온도를 올릴 때와 내릴 때의 바람직한 방법을 발견했으며 이들 과학적 검증에 대한 지식을 '스트레스 프리 기구'에 포함시키기로 했습니다.

덧붙여 방열성(열 전도성)이 가장 뛰어난 금속인 알루미늄을 도자로 사용하기로 했습니다.

그리고 네 개의 도자 가운데 절반, 즉 두 개는 알루미늄에 순금을 도금해 사용하기로 했습니다. 금속 중에서도 전위 차가 가장 큰 금과 알루미늄을 선택함으로써 이온화 경향에 의한 미약한 전류를 발생시켜 보다 치료 효과를 높이겠다는 목적이 있었던 것입니다.

필자가 개발 중에 절대 양보하지 않았던 것은 도자의 크기였습니다.

그 논거는 발생학적으로 피부가 뇌나 고도의 기능을 가진 내이의 유모 세포 등과 같은 출발점을 가지고 있다는 사실입니다. 그러므로 특정 피부 세포를 최대한 정확히 공략하기 위해 보다 작은 접촉 면적을 얻을 수 있는 직경 1.5밀리미터짜리 '점상' 온열 도자를 채택하기로 결정한 것입니다.

이 개발을 통해 앞에서 언급한 '피부가 지금까지의 알려진 의학, 생리학적 지식보다 훨씬 더 고도의 능력을 가지고 있으며 특정한 피부는 뇌와 마찬가지로 반응하며 생각하고 행동한다'라고 하는 필자의 독자적인 가설이 확신으로 바뀌었습니다.

그리고 이러한 기술과 지식은 아낌없이 '스트레스 프리 기구'에 반영되었고 특허 신청까지 이루어져 다른 유사 상품과 차별화를 이룰 수 있게 되었습니다.

6 | 동양 의학을 능가하는 효과

그런데 2천 년 이상의 역사를 가지는 동양 의학의 근간이라 할 수 있는 침구 요법과 과학적으로 검증된 기분 좋은 온열을 공급하는 '스트레스 프리 기구'에는 어떤 차이가 있을까요?

필자는 이 취지에 따라 비교하는 실험을 진행했습니다.

실험 결과 놀랍게도 2천 년의 역사 속에서 검증된 침구보다 필자가 개발한 기분 좋은 온열을 피부에 간헐적으로

D파형의 우위성

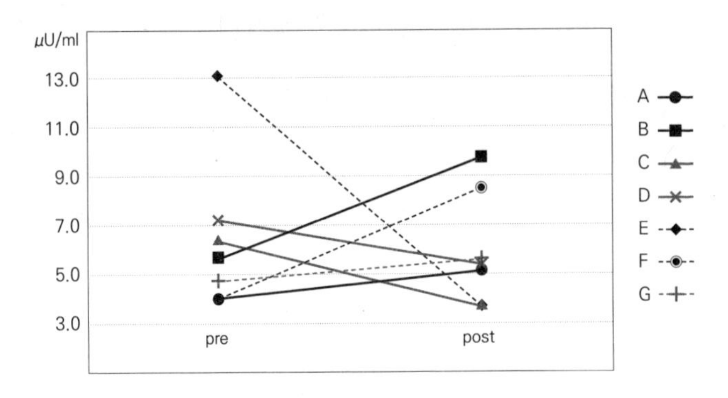

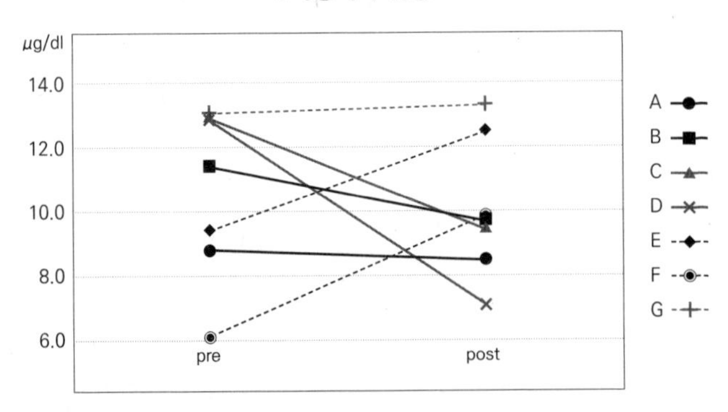

'스트레스 프리 기구'의 전도열을 A~G까지의 서로 다른 복수의 파형 패턴으로 가해 본 결과 D파형(다음 페이지 아래쪽)이 인슐린과 코르티솔 양쪽 모두의 분비량을 효과적으로 감소시킨다는 사실을 알아냈습니다.

온열 패턴의 차이에 의한 ACTH 변화
D파형의 우위성

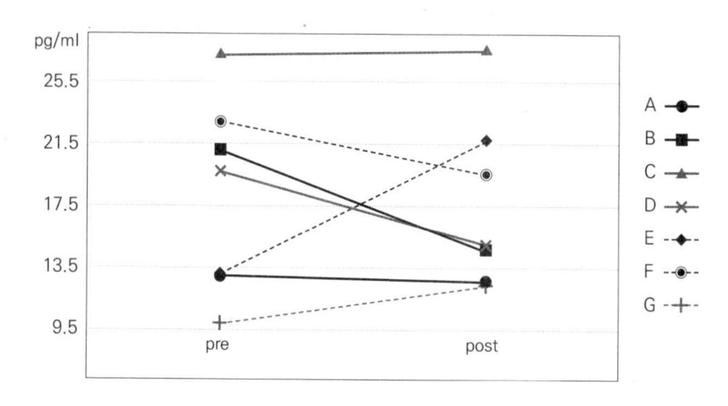

가장 효과적이었던 열의 파형 D파형

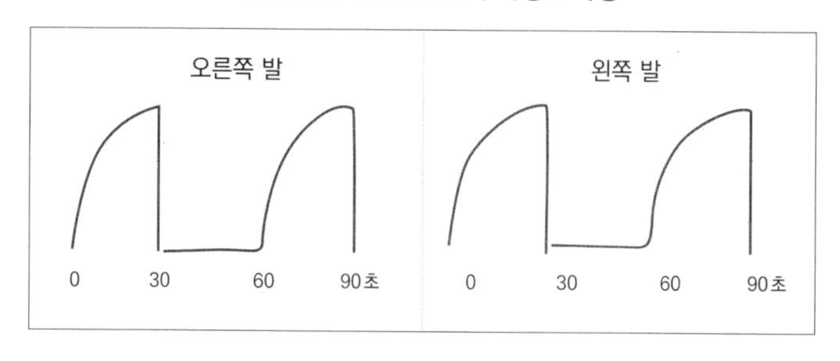

ACTH(부신 피질 자극 호르몬)도 D파형 전도열인 경우에 보다 효율적으로 감소하였습니다. 또 아래쪽 그림은 D파형을 나타낸 것입니다. 전도열을 양쪽 다리에 동시에 가하되 조금씩 온도를 올리고 정점에 달한 뒤에는 급격히 내리는 것이 D파형입니다.

가하는 '스트레스 프리 기구' 쪽이 효과가 훨씬 뛰어나다는 사실이 판명되었습니다. 특히 우리 인간이나 동물에게는 질병의 주요 원인이라 생각되는 스트레스를 제거하는 부분이 중요한데, 이 부분에 있어 '스트레스 프리 기구'의 기분 좋을 정도의 열이 압도적으로 우위에 있다는 사실을 알게 된 것입니다. 이 사실은 중요한 의미를 가집니다.

필자는 앞에서 언급한 것처럼 '의학적 치료는 안전하고 기분이 좋으며 최소의 자극으로 최대의 효과를 낳아야 한다'고 생각했습니다. 이는 침에 의한 통각이나 독자적으로 '저릿함'이라 부르는 감각 또 뜸에 의한 견디기 어려울 정도의 뜨거움과 반흔까지 필요악이라 단정했던 세계 제2차 대전 이전 동양 의학계의 사와다 겐 선생님의 기준을 능가하는 엄격한 기준입니다.

필자는 '스트레스 프리 요법의 개발'에는 항상 과학적 검증이 필요하다고 주장해 왔습니다. 새로운 법칙이나 진리는 항상 한없는 재현성을 가져야 하며 비판이나 검증에 노출되지 않으면 안 된다는 각오와 인식이 있었기 때문입니다.

바꾸어 말하자면 2천 년이라는 세월 동안 꾸준히 계승된 동양 의학은 최근 발달한 자연 과학의 세례를 받는 일이 없었다는 사실을 부정할 수 없습니다.

지금의 학문은 모두 과학적 사고에 의해 성립되어 있다고 생각합니다만, 동양 의학 중 그 중심적 위치에 있는 침구술은 특히나 동양적인 것이라 할 수 있는 자연 철학적 사상이 기반을 이루고 있습니다.

실제로 동양 의학은 아직까지 2천 년 전의 고전 의서를 근거로 삼고 있습니다.

이에 대해서는 사와다 겐 선생님께서도 『십사경발휘(중국 원나라의 활수(滑壽)가 편찬하고, 1341년에 간행된 경맥학서)』를 맹목적으로 믿고 그것을 실행하는 일이 필수적이라고 단정했던 일만 보아도 알 수 있다고 생각합니다.

하지만 송구스럽게도 필자는 그런 것들을 무비판적으로 받아들여서는 안 된다는 강한 독자적 신념이 있었습니다.

필자는 동양 의학의 고전과 그 외 기본적 법칙, 즉 동양 의학의 대표적인 경락이나 공혈까지도 새롭게 검증하고 탐구해야 한다고 생각합니다.

이는 동양 의학을 과학적으로 검증하여 옥석을 가리고 주옥만을 취사선택해야 한다는 필자의 바람과 그 궤를 같이합니다.

말이 반복됩니다만, 필자는 지금까지 동양 의학이 추구해 온 개체에 대한 무엇인가의 대가를 불식시키는 일을 목표로 했습니다. 그 개념은 '안전하고 기분 좋은 최소의 자극으로 최대의 효과를 구하는 것'이었습니다.

'스트레스 프리 요법'은 그 개념을 충실하게 따르는 치료법입니다.

'스트레스 프리 요법'의 기분 좋은 열 자극이야말로 뛰어난 치료 효과를 가지고 있다는 사실은 실험 결과에서도 실증되었다고 생각합니다.

'경혈에 놓는 뜸을 이용한 뜨거운 자극이나 침 등의 통각 자극보다 기분 좋은 열 자극 쪽이 훨씬 우수하다'라고 하는 단순하면서도 극히 가치가 높은 법칙이 분명해졌다고 생각합니다.

필자를 비롯한 연구진이 이러한 검증에 더욱 확신을 가지게 된 것은 온열의 강약에 따라 피부의 반응은 바뀌지 않는다는 것, 즉 우리가 느끼지 못할 정도의 미약한 온열에 대해서도 피부는 반응한다고 하는 사실을 서양 논문에서도 입증하고 있기 때문입니다.

7 | 피가 순환되면 장수

지금으로부터 5억 2천만 년 전, 새우나 게, 곤충 등의 조상인 절족 동물 무리들이 번성했던 시대에 우리의 먼 조상이 되는 물고기가 탄생했습니다. 당시의 물고기는 작고 극히 약한 존재였습니다.

하지만 이 물고기는 획기적인 뇌 구조를 가지고 있었습니다.

그것은 외적으로부터 몸을 지키기 위해 뇌가 신체를 제어하고, 또 편도체라고 불리는 부분이 외적의 접근을 탐지하여 스트레스 호르몬을 분비하는, 그전까지는 없는 시스템이었습니다.

지금 인간의 신체는 스트레스를 받으면 뇌의 시상 하부로부터 '부신 피질 자극 방출 호르몬(CRH)'가 분비되어 뇌하수체에 '부신 피질 자극 호르몬(ACTH)'의 분비가 촉진되는데, ACTH는 부신 피질을 자극하는 '코르티솔'이라고 하는 스트레스 호르몬의 분비를 촉진시킵니다. 즉 '시상 하부→뇌하수체→부신 피질'이라고 하는 회로를 통해 스트레스가 신체에 전달되는 구조인 것입니다.

침구 치료와 '스트레스 프리 요법'의 비교

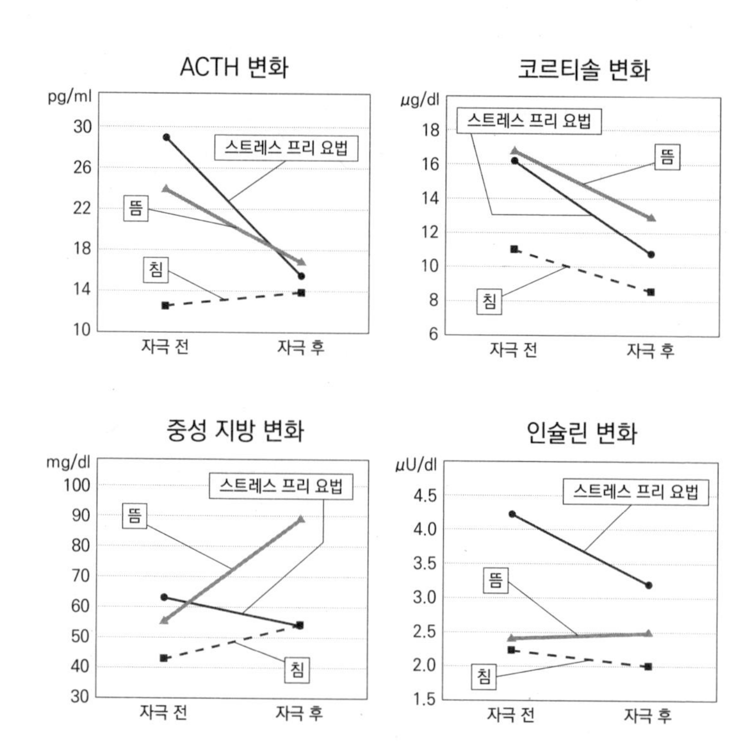

스트레스 호르몬인 코르티솔과 그 분비를 촉진하는 ACTH 분비량의 감소 폭이 '스트레스 프리 요법' 쪽이 크며 또 인슐린과 중성 지방도 줄어든 것을 잘 알 수 있습니다.

이 스트레스 회로에 동반되는 스트레스 반응은 외적을 만났을 때 좀 더 빠르게 행동하여 싸우거나 도망치거나 할 수 있게 하여 신체를 지키는 반응입니다.

코르티솔은 간장에 축적된 글리코겐을 당으로 변환시킴으로써 혈중의 당(혈당)을 늘려 활동의 준비를 합니다.

또 교감 신경을 자극하여 부신 수질에서 아드레날린을 분비시킴으로써 재빠른 행동을 할 수 있게 합니다. 그 결과 혈관의 수축이 일어나고 혈압이 상승하는 것입니다.

5억 2천만 년 전의 물고기도, 우리 인간들도 싸우거나 도망치는 준비를 하기 위해 이러한 구조를 완성시켰습니다.

스트레스 호르몬은 원래 외적으로부터 몸을 지키기 위한 수단이었던 것입니다.

한편 스트레스가 계속 쌓이면 이런 스트레스 호르몬의 작용에 의해 만성적인 혈류 저하, 혈압의 상승이 일어나고 장의 움직임도 저하됩니다. 신체에 있어 외적으로부터 도망가거나 싸우거나 하는 상태와 소화 흡수를 하는 상태는 완전히 다르기 때문입니다.

소화 흡수를 위해서는 혈관을 수축시키는 스트레스 호르몬을 억제하고, 소화 흡수를 위한 호르몬의 분비를 촉진시키는 것과 동시에 혈관이 확장되어 혈류가 증폭될 필요가 있습니다.

어린아이부터 성인까지 우리는 매일 스트레스에 노출된 채 살아갑니다.

스트레스가 질병의 원인이라는 사실은 논할 필요가 없습니다.

스트레스를 받으면 스트레스 호르몬인 코르티솔이 과도하게 분비된다는 사실은 이미 널리 알려져 있습니다.

저희가 연구 개발한 '스트레스 프리 요법'에 의한 '장수의 스위치'를 켬으로써 스트레스 호르몬인 코르티솔의 수치가 저하된다는 것은 실제로 증명되었습니다. 이 책의 앞부분에서 언급한 것처럼, 이는 큰 폭의 혈류 증가를 가져와 놀라운 효과를 발휘하게 됩니다.

저는 예전부터 '우리의 질병은 혈류 저하에 의해 일어난다'라고 하는 가설을 주장해 왔습니다.

그렇다면 다시 한번 혈류가 좋아지면 왜 건강한 상태로 있을 수 있는지에 대해 설명하겠습니다.

혈액은 세포 하나하나에 영양과 산소를 운반합니다. 우리의 신체는 60조 개 이상의 세포로 구성되어 있으며 각각의 세포를 활성화시키는 일은 건강을 유지하기 위해 꼭 필요한 요소이기 때문입니다.

근대 의학은 '과학'이라는 이름 아래 독일의 병리학자 피르호의 세포 병리학에서 시작되어 19세기와 20세기를 지나면서 더욱 발전하였고 장기별로 전문화 및 분화되며 발달해 왔습니다.

하지만 질병의 진정한 원인에는 혈류의 저하라고 하는, 마땅하고 단순한 출발점이 존재한다고 생각할 수 있습니다.

이런 저하는 우리들 한 사람 한 사람의 체내에 있는 혈관의 광활한 분포와 10만 킬로미터, 그러니까 지구의 두 바퀴 반이나 되는 혈관의 길이 때문입니다.

우리의 몸은 혈관에 혈액이 흐름으로써 온몸의 세포에 빠짐없이 산소와 영양을 공급합니다. 그런 까닭에 혈류가 저하된다는 것은 60조 개 이상이나 되는 우리 몸의 세포에게 심각한 결과를 가져옵니다.

산소와 에너지가 부족하면 하나하나의 세포가 '삶이냐 죽음이냐' 하는 선택을 해야 되는 것은 당연한 일입니다.

근대 의학이 실제로 혈관을 따르듯 조직별 의학으로 분화된 사실도 이를 대변한다고 할 수 있을 것입니다.

8 | 혈류가 모든 것 ~150세까지 사는 쥐~

여기에서는 도호쿠대학에서 있었던 실험을 소개하려고 합니다.

도호쿠대학 연구팀에서는 유전자 조작을 통해 혈관 안을 투명도가 높고 매끄러운 상태로 만듦으로써 특별히 혈류가 좋은 쥐를 만들어 내었습니다. 그리고 같은 조건하에서 사육한 통상적인 쥐와 수명을 비교하는 실험을 하였습니다. 실험에 따르면 혈류가 좋은 쥐의 수명은 일반적인 쥐의 1.3~1.4배가 되었다고 합니다.

이는 인간의 수명으로 환산하면 여성의 경우 110세, 남성이라면 100세를 넘기게 됩니다. 게다가 이 결과는 최고치가 아니라 평균치였습니다.

그중에는 인간의 연령으로 환산하면 150세까지 장수한 쥐도 있었다고 하니 정말 놀라운 일입니다.

혈류의 좋고 나쁨이 얼마나 생체에 큰 영향을 끼치는지를 말해 주는 실험이었다고 생각합니다.

다시 한번 강조하겠습니다. 필자가 개발한 '스트레스 프리 요법'은 치료 개시로부터 불과 1분 만에 혈류가 2~4배 증폭합니다. 의료 기술로서 중요한 것은 무한한 재현성을 가지는 것과 안전성이라고 생각합니다.

10년 이상의 세월 동안 '스트레스 프리 요법'을 실시한 횟수는 10만 번이 넘습니다만 부작용은 전혀 없었으며 대폭적으로 혈류가 늘어날 확률은 100%였습니다. 당연히 무한한 재현성을 가지고 있다는 것을 알 수 있습니다.

9 | '스트레스 프리 요법'의 메커니즘

'스트레스 프리 요법'은 스트레스에 의해 상승한 혈중 코르티솔과 ACTH 등의 스트레스 호르몬을 100% 저감시킵니다.

'스트레스 프리 요법'을 실시하면 장관의 연동 운동, 혈중 스트레스 호르몬의 저하와 믿을 수 없을 정도의 혈류 증가가 순식간에 일어납니다.

이런 많은 증례를 보면 '스트레스 프리 요법'에 의해 무엇인가 전기적 자극이 뇌의 시상 하부에 도달했을 것으로 생각할 수 있습니다.

뇌의 시상 하부에서 나오는 지령으로 과도하게 분비되고 있던 코르티솔의 분비가 억제됨으로써 이렇게 현대 의학에서는 이룰 수 없는 현상이 일어났을 것이라 생각합니다.

'스트레스 프리 요법'에서는 피부 위 네 곳에 금과 알루미늄으로 만든 직경 1.5밀리미터 미만의 도자를 통해 간헐적으로 48℃ 미만이라는 기분 좋을 정도의 열을 동시에 공급합니다.

이러면 피부는 반응하고 생각하고 행동하게 됩니다.

피부로부터 받은 온열 자극의 정보가 순식간에 온몸의 지각 신경과 맥관을 순환하고 수많은 유전자가 종횡무진 복잡하게 얽히고 반응하여, 혈관 내피 세포 증식 인자(VEGF)와 혈관 작동성 장관 펩티드(VIP) 그리고 '역노화 호르몬'이라고도 불리는 아디포넥틴 등이 발현되는 것이 확인되었습니다.

세포는 1,000분의 1초 만에 VEGF를 생산한다고 하며, 이는 온몸에 퍼져 있는 10만 킬로미터에 달하는 혈관의 내피 세포를 순식간에 바꿔놓을 정도의 능력이 있는 것으로 알려져 있습니다.

이에 따라 혈관 내벽이 재생되면서 매끄러워져 순식간에

혈류가 2~4배로 증폭됨으로써 '스트레스 프리 요법'에서 커다란 역할을 하는 것으로 보입니다.

마찬가지로 혈관 작동성 장관 펩티드(VIP) 역시 '스트레스 프리 요법'에 의해 발생이 증가하는 것이 확인되었습니다. VIP도 최첨단 과학자들이 주목하는 효소로 혈관의 유연성을 높이고 혈관을 넓히는 작용이 있다고 합니다.

VIP는 소화관을 중심으로 췌장, 뇌의 시상 하부에서 만들어진다고 합니다. 또 VIP는 내장의 평활근을 이완시켜 각종 호르몬의 분비를 촉진시키는 것 외에 췌액과 담즙의 분비도 촉진시킨다고 합니다.

이런 일들은 우리 인류의 소화 흡수 활동과 많은 관계가 있습니다.

또 VIP는 심장에서도 발견되었으며 관상 동맥의 혈관을 확장시키는 역할을 하고 있습니다. 실제로 심부전의 현저한 개선이 확인되기도 했습니다.

VIP의 효과는 이뿐만이 아닙니다.

장관의 연동 운동은 장점막 상피 세포인 EC 세포(크롬친화성 세포)에서 유래합니다. EC 세포는 위, 소장, 대장에 있으며 하나의 세포에 대량의 세로토닌을 함유하고 있는데

이 세로토닌은 장의 연동 운동을 촉진시키는 것으로 알려져 있습니다. 소장의 내벽이 문질러지거나 압박이 더해지면 세로토닌이 순식간에 분비되는 것입니다.

점막 자극에 의해 세로토닌이 방출되고 점막하 신경총과 근층간 신경총이 활성화됨으로써 장의 연동 운동이 일어나는 것입니다. 하지만 EC 세포를 자극하는 것은 장내압의 압각에 의한 역학적 작용만 있는 것은 아닙니다.

사실 VIP에는 세로토닌의 분비 및 유도 촉진 작용이 있다고 이미 알려져 있습니다. '스트레스 프리 요법'을 실시하면 장관의 연동 운동이 즉시 촉진되는 것은 VIP의 분비 및 증가 때문이라고 생각할 수 있습니다.

10 | 장관 스트레스 프리 반사

분비된 세로토닌은 장내에서 연동 운동과 세로토닌 분비 반사를 일으키는 신호로 작용할 뿐 아니라 장에서 뇌로 보내는 메시지 전달에서 사용되는데, 이를 통해 '스트레스 프리 요법'의 효과 및 효능에 관여하는 중요한 구조를 알게 되었습니다.

데이비드 W. 애덜슨의 새로운 연구에 의하면, 장에서 발하는 신호가 지나가는 경로인 미주 신경 내의 감각 신경의 기록을 조사해 보니 장에서의 메시지를 탐지했다고 합니다.

이 말은 신경에 의해 운반되는 메시지가 기록 전극을 지나갈 때 미약한 전기 변화로 탐지된다는 것입니다.

애덜슨은 고성능 컴퓨터를 이용해 이 전기 신호를 해석했고, 그 결과 장에서 분비되는 세로토닌이 미주 신경 내의 감각 신경을 활성화한다는 사실을 발견했습니다.

EC 세포에서 세로토닌이 분비될 때는 내부의 장과 외부의 뇌에 메시지를 보냅니다.

물론 뇌에 보내는 메시지 및 내용은 아직 정확하게 알려져 있지 않습니다.

하지만 이 데이비드 W. 애덜슨의 논문은 필자의 가슴을 뛰게 만들었습니다.

우리들 생물체에 있어 전투나 공포에서 도피하는 상태와 소화 흡수를 위해 장관이 움직이는 상태는 크게 괴리되어 있습니다.

그러므로 전투나 도피가 끝나고 소화 흡수를 위한 상태

로 바뀔 때는 스트레스 호르몬을 분비하는 편도체를 향해 신체를 긴장시켜 적에게 대비할 수 있는 스트레스 호르몬을 억제시키는, 무언가의 신호를 보내지 않으면 안 될 것입니다.

이것이 바로 미주 신경을 매개로 하여 편도체에 도달하는 기분 좋은 전기 자극이 아닐까 하는 가설을 필자는 세우고 있었습니다.

이와 같은 작용이 '스트레스 프리 요법'에 의해 일어나고 있다고 생각한 것입니다.

그러므로 이 장관으로 기분 좋은 전기 자극을 보내 미주 신경을 매개로 편도체에 전달된다는, 상상도 하지 못했던 스트레스 호르몬 억제 반사를 '장관 스트레스 프리 반사'라고 이름을 붙였습니다.

세로토닌은 장관의 연동 운동을 촉진시키는 것과 동시에 미주 신경을 매개로 하여 뇌의 변연계 양쪽에 위치한 편도체에 기분 좋은 전기 자극을 전달합니다. 그러면 부신 피질 자극 방출 호르몬(CRH)의 억제가 일어나고 뇌하수체에서는 부신 피질 자극 호르몬(ACTH)의 억제가 일어나 부신 피질에 억제 신호가 전달되고 코르티솔의 분비 저하가 실현되는 것입니다.

이렇게 스트레스 등에 의해 분비가 촉진되는 코르티솔을 억제함으로써 호메오스타시스(생체 항상성)을 실현하고 있는 것 아닌가 합니다.

VIP의 분비 및 촉진에 의해 EC 세포의 세로토닌 분비가 자극되고 장관의 활발한 연동 운동이 순식간에 일어난 결과, 수분과 영양이 더 많이 흡수되는 것과 동시에 VIP에 의한 혈관의 유연성이 늘어나고 혈관이 확장됩니다. 또 VEGF의 강력한 작용에 의해 10만 킬로미터에 이르는 온몸의 혈관 내벽의 성상이 눈 깜짝할 사이에 개선되고 불과 1분 만에 '스트레스 프리 요법'에 의한 혈류의 활발한 증가가 이루어진다고 생각합니다.

즉 '스트레스 프리 요법'을 실시하면 즉시 장관의 연동 운동-스트레스 호르몬의 억제-혈류의 증가라고 하는 현상이 삼위일체로 일어나는 것입니다.

삼위일체란 세 개의 요소가 서로 이어져 있어 본질적으로는 하나라는 의미이기도 하고 또 세 사람이 협력하여 하나가 되는 것을 말하기도 합니다.

11 | 소화와 흡수의 구조

우리의 몸은 면역 시스템만 정교한 것이 아니라 모든 것이 극히 정교하고 완벽한 시스템으로 이루어져 있습니다.

이번 단락에서는 인간이 살아가기 위한 기본이라고도 할 수 있는 소화와 흡수의 구조에 대해 이야기하고 싶습니다.

흡수라는 것은 음식을 소화 즉 최소의 분자로 분해하여 체내로 가져오는 일입니다. 입에서 들어온 음식은 저작 활동을 통해 수분을 포함하게 되고 흘러가기 쉬워진 상태로 식도에서 위로 들어가 위산에 의해 멸균되고 동시에 소화가 됩니다.

우리의 위액은 쇠를 녹일 수 있는 능력이 있어 스테이크 같은 것도 흐물흐물하게 용해시킵니다. 또 음식과 같이 입으로 들어온 세균의 대부분을 사멸시킬 수 있습니다.

이처럼 강력한 산의 메커니즘과 산의 농도 컨트롤은 실로 흥미진진한 것이라 할 수 있습니다.

우리의 위산은 염산으로 구성되어 있습니다.

염산은 강력한 부식 작용을 가지고 있으므로 우리 몸의 조직 안에 보존하는 일은 극히 어렵습니다.

그렇다면 쇠를 녹이고 옷을 태울 수 있는 강력한 염산은 어떻게 하여 만들어지는 것일까요?

염산의 화학식은 HCl입니다.

즉 하나의 수소 이온과 하나의 염소 이온으로 구성되어 있습니다.

위체부와 위저부에 있는 벽 세포는 수소 이온과 염소 이온을 만들어 세포 밖으로 보내고 세포 밖에서 두 개의 이온을 합성시켜 강력한 염산을 만듭니다.

하나의 세포가 지령을 받으면 동시에 완전히 다른 성질의 수소와 염소를 만드는 것입니다. 즉, 두 개의 서로 다른 기구가 하나의 세포로 운영되는 놀라운 시스템이라고 볼 수 있습니다.

수소와 염소는 세포 내에서 각각 수납됩니다. 그리고 수소와 염소는 세포 내에서 조용히 대기하다가 내보내집니다. 그리고 세포 밖 즉 위체부와 위저부에서 합류하여 강력한 부식 및 산화 작용을 가진 염산이 만들어지는 것입니다.

위의 소화 기능은 주로 위의 출구라 할 수 있는 유문부에서 이루어집니다.

이곳에서는 위산의 농도를 모니터링하여 농도가 낮아지

면 유문부의 G 세포라고 불리는 세포가 가스트린이라고 하는 호르몬을 혈중에 방출하여 위체부와 위저부의 벽 세포를 자극하여 염산의 분비를 촉진시키는, 그야말로 정교한 시스템이 존재합니다.

한편으로 높은 부식성을 가진 위산을 저장하는 동시에 점성이 높은 알칼리성 점액을 분비하여 상피를 중성으로 유지함으로써 위산에 녹지 않도록 하고 있습니다.

또 위벽은 무척이나 신축성이 뛰어나 저장고로서의 역할도 합니다.

위벽이 크게 체적을 넓힘으로써 내압을 올리는 일 없이 음식을 저장할 수 있는 것입니다. 위는 위액도 음식도 식도나 소장으로 내보내는 일 없이 저장할 수 있는 뛰어난 저장고라 할 수 있습니다.

강력한 산화 작용에 의해 산성으로 바뀐 음식은 위에서 나온 뒤 십이지장에서 분비되는 췌액과 그 안에 포함된 중탄산염에 의해 순식간에 중성 혹은 약한 알칼리성으로 변환됩니다. 이는 다음에 갈 장소인 소장의 상피를 보호하기 위해서이기도 하고 소화를 위해서이기도 합니다.

췌장에서 분비되는 소화 효소는 우리가 섭취하는 음식

물의 대부분을 분해할 수 있습니다만 중성 혹은 약알칼리성 환경에서만 작용하기 때문입니다.

췌장은 또 혈당을 조절하는 인슐린을 분비하는 곳으로 잘 알려져 있습니다.

이러한 효소의 조절 기구는 췌장과 소장에 연락을 취하는 신경망에 의해 이루어진다고 합니다만 정확한 구조는 아직 밝혀지지 않았습니다.

그럼 이제부터는 실제로 소장과 대장에서 어떻게 흡수가 되는지에 대해 설명하도록 하겠습니다.

소장의 표면은 몇 겹으로 겹쳐진 주름으로 구성되어 있습니다. 입으로 섭취한 음식은 소화를 거쳐 작은 분자 형태로 여기에서 흡수되는 것입니다.

소화 및 흡수는 소화관의 빈 공간에서가 아니라 사실 대부분 상피 세포의 세포질을 빠져나오면서 이루어집니다.

이 소장의 상피 세포는 우리 몸을 내부(체액이 존재하는 쪽)과 외부(장내강)로 나누는 존재입니다. 즉 장의 상피 세포는 우리 몸의 체액이 장관 안쪽으로 새어 나오지 못하도록 만드는 강력한 방어벽인 것입니다.

소장의 미세 융모에는 모세 혈관과 림프관이 분포하고

있으며 포도당, 아미노산은 모세 혈관에서, 또 지방산, 글리세린은 림프관에서 흡수됩니다.

다음으로 대장에서는 수분의 흡수가 이루어집니다. 인간의 대장으로 하루에 9리터의 물이 들어간다고 알려져 있습니다. 그중 약 90%를 대장이 흡수하고 10%는 변과 함께 배출된다고 합니다.

우리 몸의 대부분은 물이 차지하고 있으며 그 비율은 태아는 90%, 신생아는 75%, 어린이는 70% 정도이며 성인은 60% 정도입니다.

성인이 되면 수분의 양이 감소하는 것은 살기 위해서는 지방이 축적되어야 하는데 그만큼 수분이 줄어들기 때문입니다.

여성 쪽이 수분이 적은 이유도 남성에 비해 지방이 많기 때문입니다. 게다가 노인이 되면 수분은 현저하게 감소하는데 이는 노화가 진행되면 세포 내의 수분의 양이 저하되기 때문이라고 합니다.

'스트레스 프리 요법'은 활발한 혈류의 증가와 함께 장관의 연동 운동의 촉진이 활발하게 일어나는 것이 특징입니다.

앞에서도 이야기했습니다만 필자는 '역노화 혁명'을 이

루기 위해서는 세 개의 출발점을 생각해야만 한다고 주장합니다.

첫 번째 출발점은 스트레스 호르몬의 저하에 따른 활발한 혈류의 증가입니다. 그리고 그 연장선상으로 장관의 연동 운동이 필요하다는 개념이 있습니다.

두 번째는 나이를 먹어 가면서 저하되는 성장 호르몬의 분비 및 촉진이고, 세 번째는 눈의 수정체의 대사 개선입니다.

이에 대한 설명은 다음 장에서 하겠습니다만 이 세 개의 출발점이 각각 다른 성질의 역할을 함으로써 역노화가 일어난다는 사실을 알게 되었습니다.

바꿔 말해 역노화의 출발점은 혈류이며 그 기초가 되는 것이 장관의 연동 운동이라 할 수 있습니다.

장관의 정상적인 기능과 더불어 VIP와 세로토닌의 연계에 의한 장관의 연동 운동이 촉진되면서 스트레스 호르몬의 분비 억제 그리고 혈류의 증가가 이루어진다고 생각합니다.

우리 인간은 걸어다니는 파이프라고 하는 개념이 존재합니다.

이는 혈관을 주체로 하는 순환과 입에서 항문까지의 소화관을 총칭하는 것입니다.

'스트레스 프리 요법'에서는 혈류의 증가와 장관의 연동 운동 촉진이 현저하게 일어나는 것이 특징입니다.

우리 인간이나 생물에 있어 삶의 근간을 이루는 것은 바로 혈액을 주체로 하는 에너지 공급과 그 대사, 또 음식물의 섭취와 그 소화 흡수, 배설에 있다고 말할 수 있습니다.

그리고 이 중 두 가지 역할을 담당하는 것이 혈류와 장관의 연동 운동으로 이들의 활성화 및 정상화야말로 역노화를 이루어 건강하게 살기 위한 출발점이라 할 수 있습니다.

실제로 우리 몸을 지키는 면역 세포 중 70%가 장관에 존재합니다.

우리는 입으로 음식물 외에도 다른 물질을 섭취하기 때문에 장은 그런 유해한 바이러스나 세균 등의 침입을 막는 데 있어서도 중요한 기관입니다.

이처럼 장내 환경의 유지와 개선은 건강을 유지하는 데 있어 꼭 필요한 조건입니다.

다시 한번 요약하겠습니다. 음식물의 섭취부터 배설까지의 과정을 살펴보면 우리 몸은 파이프로 이루어져 있다고도 말할 수 있습니다. 이는 입으로 섭취해 항문으로 배설하기까지의 모든 과정이 관으로 이어져 있다는 사실에서 유래합니다. 그렇기 때문에 우리 인간은 걸어다니는 파이프라고도 형용되는 것입니다.

그 관의 일부인 장관의 표면에는 많은 주름이 있습니다. 이것이 소장의 첫 번째 주름입니다. 이보다 작은 두 번째 주름은 점막 안에 있는데 이 두 개의 주름이 합쳐져 손가락 같은 모양을 한 융모라고 하는 돌기를 만듭니다. 이 융모는 3천만 개 이상이 있다고 하며 영양분을 흡수합니다.

또 세 번째 주름은 융모 세포의 안쪽에 있는 막에 있습니다. 이 역시 손가락 모양의 돌기를 가지고 있으며 융모를 작게 축소한 것처럼 보이기 때문에 미세 융모라고 불립니다.

이들 주름은 겹겹이 겹쳐 있어 불과 1제곱센티미터 크기의 주름을 평면으로 펼치면 그 표면적이 테니스 코트 두 개 분량이 된다고 합니다. 성인의 소장 길이가 6.5미터이므로 체내에 있는 모든 장관의 표면적은 그야말로 천문학적인 넓이가 됨을 알 수 있습니다. 이런 엄청난 넓이는 모두 영양분을 빠르게 놓치지 않고 흡수하기 위한 것입니다. 그리고 이 3천만 개나 되는 융모의 구석구석까지 모세 혈관이 펼

쳐져 있으며 이들 혈관 전부에 신경이 마치 둘러쳐진 것처럼 붙어 있습니다.

구석구석까지 혈류를 운반하는 일이 얼마나 중요한지 이해하셨으리라 생각합니다.

12 | 자가 면역 질환은 왜 일어나는가

제1장에서도 잠깐 언급했습니다만 자가 면역 질환에 대해 자세하게 이야기해 보려 합니다.

우리 체내에는 약 2조 개에 달하는 면역 세포가 존재하며 각각의 면역 세포가 역할을 나누어 담당하지만 전체적으로 조화를 잘 이루는 정교하고도 정밀한 면역 시스템이 구성되어 있습니다.

하지만 면역 세포의 힘이 강하다고 반드시 면역력이 높아지는 것은 아닙니다.

각각의 면역 세포가 잘 통제되고 적절하게 지시가 이행되지 않으면 전체로서의 면역 시스템이 정상적으로 기능하지 않는 것입니다.

이때 커뮤니케이션을 담당하는 물질을 '사이토카인'이라고 합니다.

조금 더 이해하기 쉽게 표현하자면 면역 세포를 움직이게 하는 암호라고도 할 수 있습니다.

무려 2조 개에 이르는 면역 세포가 기능을 하기 위해서는 이 사이토카인의 작용이 중요합니다.

면역 세포는 일부를 제외하면 혈액과 함께 몸 안을 순환합니다. 혈류가 나빠지면 체온 저하와 함께 질병이 발생하기 쉬워지는 주된 원인은 혈류를 타고 몸 전체를 순찰하는 면역 세포가 몸 구석구석까지 가지 못하기 때문입니다.

면역 세포의 암호인 사이토카인의 일종으로 '인터로이킨'이라 불리는 단백질이 있습니다. 인터로이킨에는 30종류 이상 있는 것으로 알려져 있으며 각각 다른 역할을 합니다. 앞에서 이야기한 바 있는, 그런 인터로이킨 중의 하나인 인터로이킨10은 필자가 개발한 '스트레스 프리 요법'을 실시하면 강력하게 발현됩니다. 이런 저희의 연구에 대해서는 2016년 서구의 과학 저널 「LASER THERAPY」에 게재된 바 있습니다.

당시 소개되었던 인터로이킨10을 활성화하는 기술은 세

계 최초로 개발된 기술로, 뒤에서 또 이야기하겠지만 다양한 방면에서 앞으로 이 기술이 중요하게 사용될 것이라 생각합니다.

면역 세포가 착각을 일으켜 자신을 공격하거나 자신의 조직에 면역 세포가 잘못 반응해 질병이 일어나는 일을 자가 면역 질환이라 부릅니다.

최근 맹위를 떨쳐 전 세계를 팬데믹으로 몰고 간 신형 코로나 바이러스에 의한 폐렴도 사이토카인 폭풍이라 불리는 자가 면역 질환 중 하나가 발생하는 것이며, 이런 자가 면역 질환은 만성 관절 류머티즘, 교원병 등 셀 수 없을 만큼 많이 존재합니다.

또한 봄철이면 화분(항원에 해당)에 대해 면역 반응이 일어나 발생하는 알레르기성 비염(화분증)이나 천식, 담마진 등처럼 화분 같은 항원에 대한 면역 반응이 높아 일어나는 질병을 알레르기성 질환이라고 합니다.

인류가 앓는 대부분의 질병은 이들 자가 면역 질환이나 알레르기 질환인데, 이를 진정시킬 수 있을 것으로 기대되는 것이 인터로이킨10입니다.

자가 면역 질환에 대한 이야기를 계속하자면, 루푸스 신염이나 아토피성 피부염 등 자가 면역 질환의 종류는 다양합니다.

루푸스 신염은 전신성 에리테마토데스(SLE)라고 하는 자가 면역 질환에 의해 일어나는 신장 장애입니다.

SLE는 온몸에 염증이 일어나는 난치병으로 여성에게 많은 것이 특징입니다.

그런데 이러한 질병에는 공통되는 원인이 있다고 합니다.

그 공통되는 원인이란 바로 면역 세포 중 하나인 매크로파지가 관여를 한다는 것입니다.

매크로파지는 보통 체내에 침입한 균이나 바이러스 등 이물질을 먹는 면역 세포입니다만 이런 역할 못지않게 중요한 역할이 또 있습니다. 바로 죽은 자신의 세포나 암 세포 등을 포식하는 것입니다.

그렇지만 매크로파지가 아무것이나 마구 먹어 치우는 것은 아닙니다. 먹을 것을 선별하는 능력을 갖추고 있습니다.

예를 들어 자신의 세포를 먹을 경우, 정상적으로 죽는 방식은 아포토시스라 불립니다. 죽을 만하니까 죽었다는 뜻을 가지고 있는데, 이때 세포는 '나는 죽었으니까 먹어도 된다'라고 하는 신호를 보냅니다. 세포막 밖에 있는 포스파티딜세린

(PS)라는 물질을 방출해 죽었다는 사실을 알리는 것입니다.

매크로파지는 눈이 없으므로 그 표면에 '수용체'라고 하는 PS를 탐지하는 안테나 같은 단백질이 있습니다. PS는 살아 있는 동안은 세포막의 안쪽에 있지만 아포토시스가 일어나면 그 막의 일부가 뒤집히면서 밖으로 나오게 됩니다. PS가 안테나 역할을 하는 단백질에 포착되면 비로소 매크로파지가 세포를 잡아먹을 마음이 생기는 셈입니다.

이처럼 죽은 세포가 순조롭게 처리가 되면 문제는 없습니다만 매크로파지가 죽은 세포를 수습하지 않거나 소화하지 못하고 체내를 표류하게 되면 문제가 발생합니다.

시간의 경과와 함께 죽은 세포가 분해되어 혈액 중에 흩어지면 그중 일부분이 염증을 유발하게 됩니다. 여기서 일부분이란 DNA를 말합니다.

DNA는 디옥시리보 핵산이라는 물질의 이름입니다.

DNA는 면역 반응을 활성화하는 것으로 알려져 있습니다. 이는 세포가 죽은 뒤 분해되어 흩어진 DNA도 마찬가지로, 먼저 DNA를 감지한 매크로파지에서 인터페론 등의 상해성 사이토카인(단백질)이 나오게 됩니다. 결국 최종적으로는 임파구가 만든 자기 항체라고 하는 단백질이 자기 조직을 공격하게 됩니다.

원래 이는 바이러스 등 외적에 대해 매크로파지가 일으키는 반응입니다만 적이 없는 상태에서 자가 면역 반응이 발생해 각 장기에 염증을 일으키는 것이 자가 면역 질환인 것입니다. 그중에는 SLE처럼 온몸에 염증이 확산되는 사례도 있습니다.

제3장

현대 의학의 맹점을 파고드는 성장 호르몬

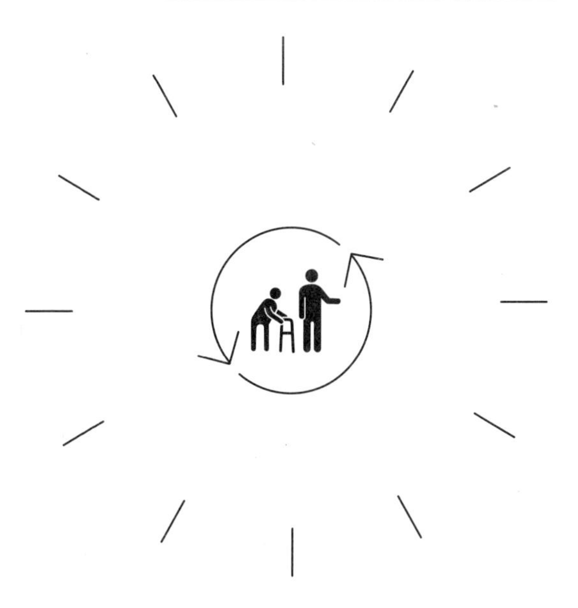

1 | 인류의 노화와 질병의 원인

우리는 살면서 다양한 질병에 걸릴 것이라 예상합니다.

하지만 이 책을 다 읽게 되면 앞으로의 인생은 질병에 걸리는 일 없이, 다시 젊어져서 인생을 즐겁게 살 수 있을 것이라 확신하게 될 것입니다.

제1장에서도 언급했습니다만 '스트레스 프리 역노화 요법'에 도달하기까지의 여정을 자세하게 말씀드리려고 합니다.

'인류의 노화와 질병은 스트레스에 의한 혈류 저하에서 발생한다.'

이것이 료토쿠지대학의 가설이었습니다.

하지만 연구와 임상을 계속하다 보니 혈류를 늘리는 것만으로는 문제가 해결되지 않는다는 사실을 알게 되었습니다.

필자의 졸저 『장수의 스위치를 알려드립니다(PHP 퍼블리싱)』의 그래프(143페이지 참조)를 보던 중 우리가 죽을 때까지 계속 분비하는 성장 호르몬의 연령별 분비량과 반비례하여 노화와 질병이 발생한다는 사실을 문득 깨달은 것입니다.

그 순간부터 질병과 노화에 관련된 필자의 가설은 진화

질병별 연령당 발생률

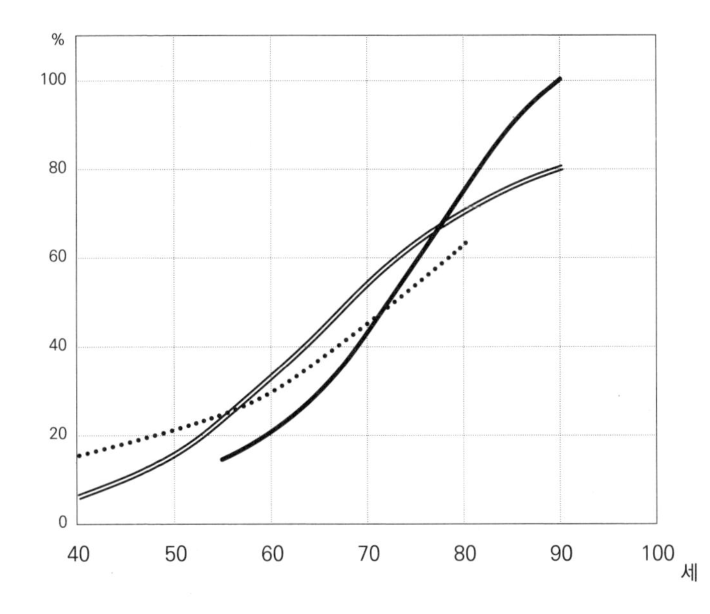

백내장, β 단백 이상 축적, 변형성 슬관절증 등의 질환도 40세를 넘어가면 발생률이 매년 높아집니다.

※필자 작성

했습니다.

'인류의 노화와 질병은 나이를 먹어 감에 따른 성장 호르몬의 분비 저하와 스트레스에 의한 혈류 저하로 인해 일어난다.'

위의 가설에 따른 연구가 시작된 것입니다.

다음 페이지는 성장 호르몬의 연령별 저감률(20세 때의 분비량을 100으로 함)과 각 연령별 인플루엔자 생환율을 산출한 그래프입니다.

우리의 성장 호르몬 분비 저하가 생물의 면역계 시스템에 관여한다는 가설의 입증을 보여 준다는 의미에서 중요한 그래프라고 생각합니다.

결론적으로 말씀드리면 두 개의 그래프는 연령별로 점차 하강하며 두 그래프 사이의 인과 관계를 시사하고 있습니다.

성장 호르몬 및 그 부산물인 IGF-1은 성장 호르몬의 주요 작용 중 하나인 단백질 변화 작용에 의해 당뇨병이나 지질 이상에 크게 관여하는 것으로 보입니다.

난치병과 성장 호르몬의 관계를 나타낸 그래프는 앞에서도 소개했습니다만 연령별 성장 호르몬의 분비 저하가 다양한 질병에 어떻게 관련되어 있는가를 검토한 결과 모두

인플루엔자 생환율과 성장 호르몬 분비량의 연령별 저감률 추이

(20세 때의 분비량을 100으로 하여 산출)

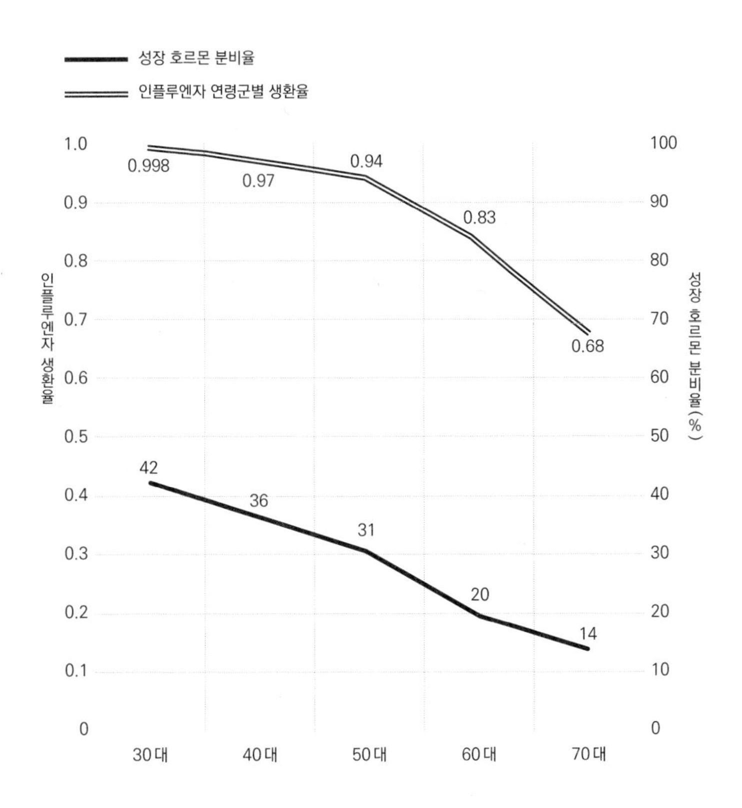

나이와 함께 성장 호르몬의 분비율이 점차 감소되며 마찬가지로 인플루엔자 생환율 역시 저하합니다.

※후생노동성의 조사(2009년 8월3일~11월 3일) 등을 근거로 저자 작성

난치병과 성장 호르몬의 관계

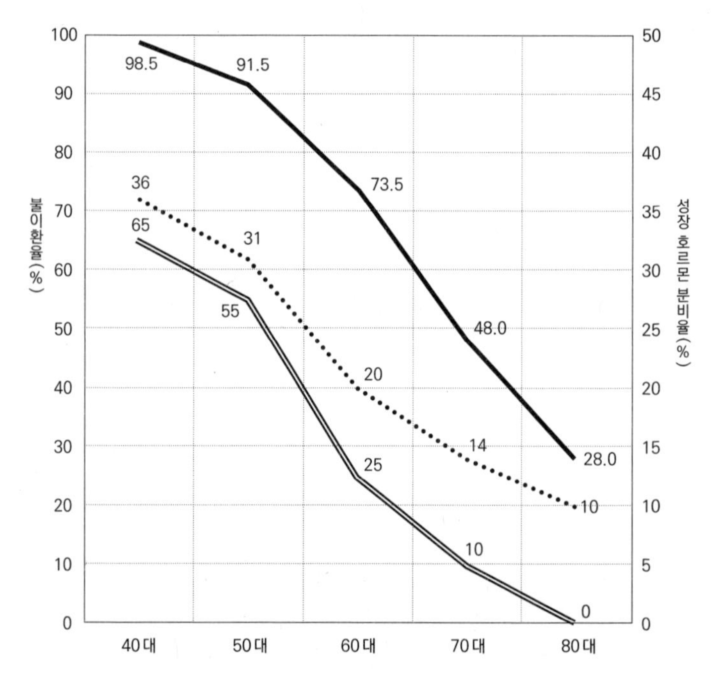

18페이지의 그래프를 다시 한번 소개합니다. 나이를 먹어 감에 따라 성장 호르몬이 저하되는 것에 비례하듯 변형성 슬관절증과 백내장 등의 난치병에 걸릴 확률이 높아집니다.

※필자 작성

불이환율이 점차 하강하는 것은 그 인과 관계를 시사하고 있는 것이라 생각됩니다.

우리 연구팀의 연구 목적은 과학적으로 스트레스를 인체에서 제거하여 순식간에 우리의 온몸을 순환하는 혈류를 2~4배로 증폭시키고 또 성장 호르몬을 정상적으로 분비 및 촉진시키는 의료 기술을 확립하는 것이었습니다.

이 기술이 있으면 역노화가 일어남으로써 암을 포함한 현대에 있는 대부분의 질병을 없앨 수 있을 뿐 아니라 지금도 전 세계를 공포로 몰아넣고 있는 신형 코로나 바이러스도 무서워하지 않아도 될 것이라고 생각했기 때문입니다.

하지만 앞에서 언급했듯이 혈류를 2배 이상으로 늘리고, 40대 이후 대부분의 사람이 당연히 직면하는 성장 호르몬 분비의 저하를 일어나지 않게 하거나 정상에 가깝게 만드는 의료 기술의 개발이라니. 이것은 마치 구름을 붙잡는 듯한 이야기처럼 들렸습니다. 의사인 제 두 아들뿐 아니라 지인인 의사들조차 말도 안 되는 꿈의 기술이라고 말했습니다.

그리하여 저는 성장 호르몬의 역할을 숙지하고 저 스스로 체감할 수 있는 방식으로, 그 기술을 현실의 것으로 할 수 있는 체표점을 찾기로 했습니다.

성장 호르몬은 20세를 정점으로 하여 그뒤로는 점점 줄어들고 40대부터는 더욱 많이 줄어 50대가 되면 20세 때의 약 3분의 1까지 저하됩니다. 당연히 60대 무렵에는 더욱 줄어들어 성장 호르몬의 분비는 유명무실한 것이 됩니다.

성장 호르몬은 뇌하수체 전엽에서 분비되어 인간의 성장을 촉진하는 호르몬으로 알려져 있습니다. 당연히 뼈나 근육의 성장을 촉진시킵니다만 성장 호르몬의 역할은 그것만이 아닙니다.

여기서 다시 한번 성장 호르몬에 대해 보충 설명을 하겠습니다.

성장 호르몬은 그 이름에서 연상할 수 있는 것처럼 키와 근육 등을 키우는 호르몬이라고 일반적으로 알려져 있습니다.

그러나 실제 성장 호르몬의 본질은 잘 알려져 있지 않습니다.

원래 성장 호르몬은 섭취한 영양소를 통해 세포의 재생에 필요한 단백질을 공급하는 '단백 동화 작용'이 그 중심적인 역할이라 할 수 있습니다.

그렇지만 이 외에도 중요한 역할이 또 한 가지 있습니다.

여분의 지방을 연소시켜 에너지로 변환하는 '지방 이화 작용'입니다. 성장호르몬의 이 작용이 점차 감소되면서 노화가 시작되는 것입니다.

앞에서 언급한 동화 작용은 우리의 세포를 분열시켜 세포를 젊게 만듭니다. 이 세포 분열은 하나의 세포를 완전히 새로운 두 개의 세포로 다시 태어나게 하는 현상을 가리킵니다.

이 현상을 통해 세포를 이루고 있던 단백질 섬유도 완전히 교체되어 그야말로 새로운 젊은 세포로 환생하는 것입니다.

이처럼 성장 호르몬은 노화된 세포를 완전히 새로운 세포로 리셋시키는 능력을 가지고 있습니다.

만약에 이런 현상을 계속 유지할 수 있다면 젊음 또한 계속 유지할 수 있을지 모르겠습니다.

하지만 인간의 몸은 아쉽게도 나이를 먹어 감에 따라 성장 호르몬의 감소가 시작됩니다.

성장 호르몬의 분비는 20세를 지날 무렵에 정점을 찍지만 30세를 넘어가면 급격히 감소하게 되며 10년에 16%씩 줄어듭니다.

만일 성장 호르몬이 풍부하게 공급된다면 매일 새롭게 태어나는 세포도 며칠 뒤, 또는 몇십 일 뒤에는 젊고 싱싱한 세포로 바꿀 수 있을 것입니다.

이때 새로운 세포에 원재료를 공급하는 것이 성장 호르몬의 '단백 동화' 작용입니다. 하지만 30세가 넘어 점차 성장 호르몬의 분비가 저하되면 새로운 세포에 대한 단백질 공급도 줄어들기 때문에 세포 분열을 늦추게 되고 몸의 노화를 가속시키게 됩니다.

이처럼 급속한 성장 호르몬 분비의 저하는 지방 이화 작용도 줄어들게 만듭니다.

또한 우리의 생명 세포에 필요한 에너지 공급을 저해하고 그 결과 과도해진 포도당을 처리하기 위해 인슐린이 대량으로 분비되게 됩니다.

인슐린은 췌장에서 분비되는 호르몬으로, 혈액 안에 있는 포도당을 처리합니다.

만약 대량의 인슐린이 오랜 시간에 걸쳐 계속 분비되면 인슐린의 감수성이 둔해지면서 '인슐린 저항성'이 발생하는 악순환에 빠지게 됩니다.

이렇게 인슐린 저항성이 발생하면 과도한 영양 섭취는 여분의 포도당을 만들고 그 대부분은 지방이 되어 내장과 지방에 저장되게 됩니다.

안타깝게도 대량의 내장 지방에서는 '인터로이킨6' 등의 '염좌성 사이카토인'이 대량으로 방출되기 쉬워 자가 면역 질환의 발생 가능성을 높이게 됩니다.

그런 만큼 성장 호르몬의 분비 저하가 인류의 노화와 생활 습관병을 중심으로 하는 질병 발생에 크게 관여할 것이라는 것은 상상하기 어렵지 않습니다.

2 | 세계 최첨단 의료 기술의 개발

후술하겠지만 저는 저 자신도 쉽게 체감 가능한 성장 호르몬의 역할을 인식하게 되면서 이 난제와 맞서 싸우게 되었습니다.

그 시작은 발한량, 피하 지방과 내장 지방, 양호한 수면 등을 관찰하는 일이었습니다.

그리고 스트레스를 제거하고 혈류를 2배 이상으로 하는 동시에 성장 호르몬의 분비를 촉진하는 체표점을 찾게 되었고 '그 네 곳의 체표점에 동시에 기분 좋은 열 자극을 가함으로써 2배 이상의 혈류 증폭과 성장 호르몬의 분비를 촉진하는 방법'을 확립하였습니다.

그 전보다 2배 이상 혈류량을 증가시키기 위해서는 지금까지 연구해 온 '스트레스 프리 요법'의 지식을 활용해야만 한다고 생각했습니다. 그로 인해 발바닥에 위치한 '궁극의 경혈 좌우 F점'과 동양 의학에서도 잘 알려져 있는 '왼쪽 다리의 족삼리', 이 세 점은 고정으로 둔 채 온몸에 있는 체표점 중 한 곳을 찾는 기나긴 탐구가 시작되었습니다.

그 체표점은 성장 호르몬을 분비하는 뇌하수체 전엽을 바로 옆에서 볼 때 방사선상의 어딘가에 존재할 것이라고 생각했습니다.

그리고 뇌하수체 전엽에서 방사선상으로 45도쯤 떨어진 곳을 누르면 유달리 강하게 울리는 것은 물론 오래도록 압통의 여운이 남는 체표점이 있다는 것을 알게 되었습니다.

그 체표점은 동공 중심에서 수직으로 아래로 그은 선

과 코 아래쪽과 입술 위쪽 사이 중앙에서 옆으로 그린 선이 만나는 접점이었습니다. 정확하게 팔자 주름 위에 존재했지만 생리학이나 동양 의학에서도 알려지지 않은 미지의 체표점이었습니다.

그 체표점에서 느껴지는 날카로운 여운의 압통은 잇몸 때문인가 하는 생각도 했습니다만 직접 잇몸을 눌러도 그런 독특한 울림과 날카로운 여운을 남기는 듯한 압통은 일어나지 않는다는 사실도 발견했습니다.

즉 이 특유의 날카로운 여운을 남기는 압통은 입술 위의 불과 2~3밀리미터 두께의 피부에서 발생한다는 것을 알아낸 것입니다.

필자는 이 인류 미지의 체표점을 'N점'이라고 이름을 붙였습니다.

그 발견이 있은 뒤 매일 한 시간 정도 '좌우 발바닥에 위치한 궁극의 경혈 F점', '왼쪽 다리의 족삼리', '새롭게 발견한 N점' 등 네 곳에 료토쿠지대학이 개발한 '스트레스 프리 기구'의 도자 네 개를 장착하고 연구를 시작한 것입니다.

이 대담한 가설에 따라 전 세계 처음으로 시작된 미지의 탐구 여행은 의외로 첫 번째 여행에서부터 놀라운 효과를 얻을 수 있었습니다.

첫날부터 그전보다 훨씬 양호한 수면을 얻을 수 있었을 뿐 아니라 업무와 독서, 공부를 하고 싶다는 의욕이 높아졌고 하루하루 내장 지방이 감소하기 시작한 것입니다.

또 필자는 매일 점심시간이면 3킬로미터 정도씩 걷기를 해 왔습니다. 그런데 건강에 위험할 만큼 더웠던 2020년 뜨거운 여름에도 아무렇지 않게 3킬로미터를 걸을 수 있었습니다. 그전에는 그런 더위 아래에서는 다리가 무겁게 느껴지기도 하고 숨이 차오르는 느낌도 받았습니다만 이제 전혀 그런 증상 없이 가볍게 걸을 수 있게 된 것입니다.

즉, 성장 호르몬의 분비 및 촉진을 증명이라도 하듯 체력이 회복되고 쾌활해진 것입니다.

이처럼 저 자신의 체감을 통해 성장 호르몬의 분비 및 촉진이 이루어졌다는 직감을 얻었고 임상 시험이 시작되었습니다.

대학 직원들의 협력을 얻어 30대, 40대, 50대, 60대 등 연령별로 새로운 치료 방법에 대한 실험이 시작된 것입니다.

실험 직전의 채혈과 '스트레스 프리 역노화 요법' 직후의

오른쪽 N점의 위치

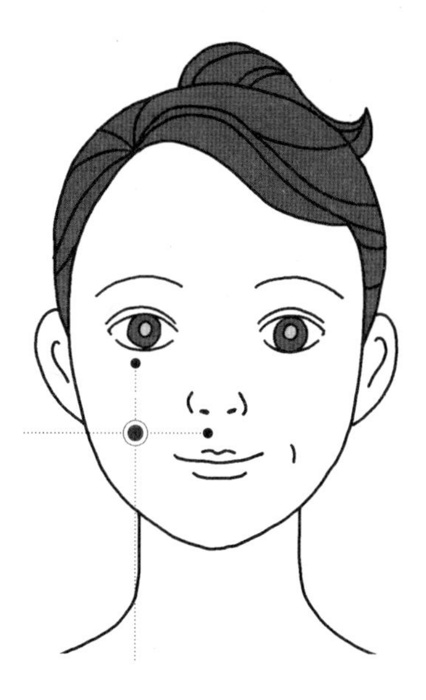

잊어버리지 않도록 다시 한번 소개하겠습니다. 오른쪽 동공 중심으로부터 수직으로 내린 선과 코 아래쪽과 입술 위쪽 사이 가운데 지점에서 옆으로 그은 선이 부딪히는 곳입니다. 팔자 주름 선상에 있습니다.

혈액 검사 결과를 비교한 결과, 중성 지방과 콜레스테롤 등의 수치가 유의미하게 개선되었으며 성장 호르몬의 분비 및 촉진을 엿볼 수 있는 결과가 나왔습니다.

이후 한 주에 두 번씩 '스트레스 프리 역노화 요법'을 실시하면서 매주 스트레스 호르몬 검사며 다양한 혈액 검사를 실시하였습니다. 그리고 2주째의 채혈 결과는 저희 연구 팀을 놀라게 만들었습니다.

40대, 50대 피험자의 성장 호르몬이 그전보다 무려 3~10배나 분비 및 촉진되었던 것입니다. 그뿐이 아닙니다. 이 치료를 받고 있던 사람들로부터 환희의 목소리가 들려오기 시작했습니다.

그 환희의 목소리는 점점 더 커졌습니다.

젊었을 때부터 비어 있던 두정부에 모발이 재생되기 시작한 것입니다.

또 발한량이 현저하게 증가하기 시작했고 대사의 촉진을 실감하게 되었습니다.

뿐만 아니라 복부의 내장 지방이 현저하게 줄기 시작했고 중년 이후의 여성들에게 고민거리인 하복부의 피하 지방도 감소하기 시작한 것입니다.

그리고 남성진에게는 오랜 시간 동안 없었던 아침 발기가 찾아오는 등 다시 젊어졌다고 생각되는 현상이 일어났습니다.

저희 연구 팀에서는 성장 호르몬의 분비 및 촉진의 부산물로 일어나는 이들 현상을 세포 단위 로 조사를 진행했습니다.

3 | 계속 줄어드는 성장 호르몬

호르몬은 몸속에서 만들어지는 물질로 몸의 다양한 기능을 컨트롤하는 중요한 역할을 하고 있습니다. 인간의 체내에는 1,000종 이상의 호르몬이 있다고 하며 각각 정해진 역할을 할 때 우리 몸은 정상적인 상태를 유지할 수 있습니다.

이미 언급한 바 있지만, 성장 호르몬은 주로 뇌하수체 전엽에 있는 'GH 분비 세포'라고 하는 세포에서 분비됩니다. 일반적으로는 어린아이의 성장에 꼭 필요한 키를 크게 하는 호르몬으로 잘 알려져 있습니다.

임상 실험의 주요 결과

치료 전후
코르티솔 분비량의 변화

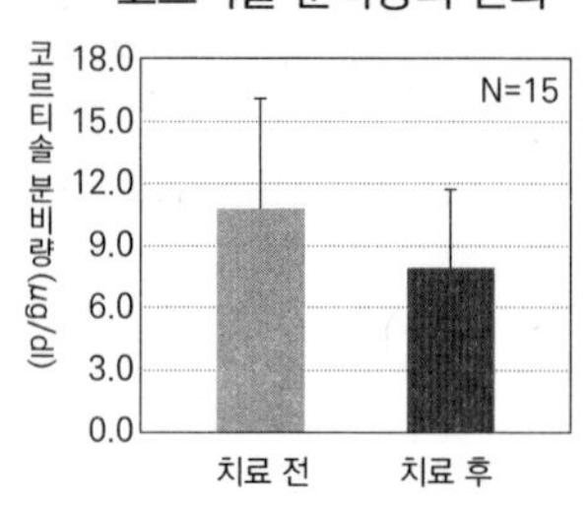

대상 : 건강한 성인 남녀 15명 47세~69세
(위의 사례는 논문 : preliminary Results of Highly Localized Plantar Irradiation with Low Incident Levels of Mid-Infrared Energy which Contributes to the Prevention of Dementia Associated with Underlying Diabetes Mellitus. Laser Therapy.24(1)27-32.2015)

치료 전후
혈류량의 변화

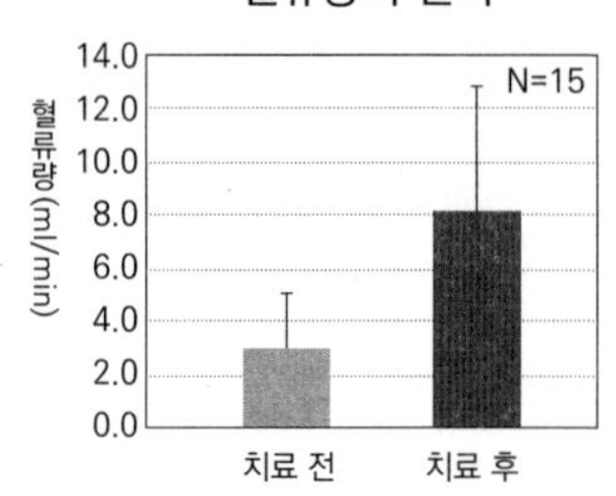

대상 : 건강한 성인 남녀 15명 47세~69세
(위의 사례는 논문 : preliminary Results of Highly Localized Plantar Irradiation with Low Incident Levels of Mid-Infrared Energy which Contributes to the Prevention of Dementia Associated with Underlying Diabetes Mellitus. Laser Therapy.24(1)27-32.2015)

치료 전후
성장 호르몬 분비량의 변화

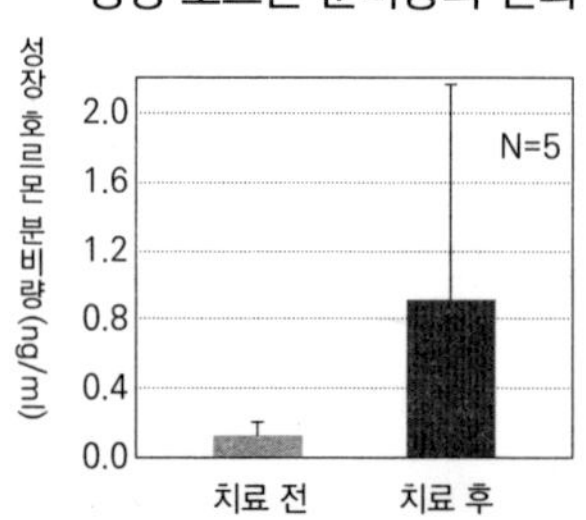

대상 : 건강한 성인 남녀 5명(51세~56세)

치료 전후
IGF-1 분비량의 변화

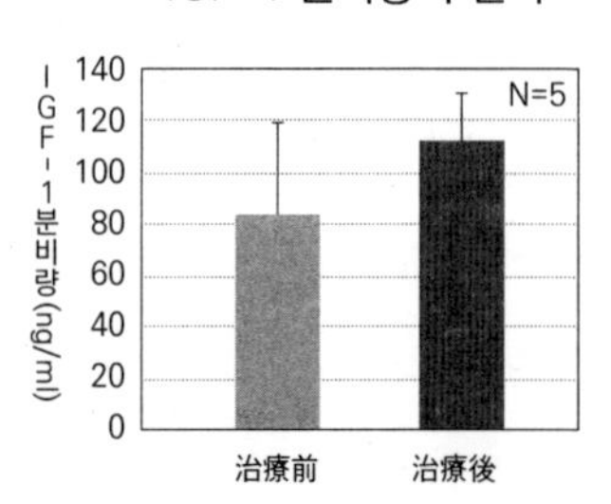

대상 : 건강한 성인 남녀 5명(51세~56세)

26 페이지에 있는 것과 동일한 그래프입니다만 중요하므로 다시 한번 소개합니다. '스트레스 프리 요법'에 의해 코르티솔은 줄어들었고, 혈류량, IGF-1, 성장 호르몬은 증가했습니다.

하지만 성장 호르몬에는 또 하나의 중요한 역할이 있습니다. 그것은 신체에 있는 물질을 에너지로 사용할 수 있는 물질로 바꾸는 작용입니다(대사라고 함).

우리가 살아가기 위해서는 체내에서 에너지를 만드는 시스템이 필요하며 성장 호르몬은 그 과정에서 중요한 역할을 담당하고 있습니다.

즉 성장 호르몬은 성인부터 어린아이까지 모든 인간이 살아가는 데 있어 꼭 필요한 호르몬인 것입니다.

체내에서의 성장 호르몬의 흐름

성장 호르몬에 뇌하수체에서 뇌에서 나온 지령을 받아 분비됩니다. 그리고 간장과 근육, 그리고 수많은 다른 장기에서 일어나는 대사를 촉진합니다.

간장에서는 성장 호르몬을 중개하는 IGF-1이라고 하는 물질이 만들어집니다.

이 IGF-1이라고 하는 물질은 성장 호르몬의 양을 측정할 때 꼭 필요한 지표입니다.

20세 때의 성장 호르몬 양을 100이라고 하면 30대부터 현저하게 저하되기 시작하여 50대 때는 약 30%, 60대가 되면 약 20%까지 감소합니다(다음 그래프 참조).

4 | 성장 호르몬 분비 및 촉진의 증거

QOL(quality of life)의 향상

앞에서 이야기한 것처럼 필자는 의학사상 최초로 뇌하수체 전엽의 'GH 분비 세포'라는 세포에서 성장 호르몬의 분비 및 촉진을 꾀하는 기술을 찾아냈습니다. 뇌하수체 전엽에서 45도의 각도로 떨어진 안면, 즉 눈의 동공 중앙에서 아래쪽으로 수직으로 그은 선과 코 아래쪽과 입술 사이 가운데 부분에서 옆으로 그은 선이 교차하는, 정확하게 팔자 주름 선상의 교점이 그 반사점이라는 사실을 독자적으로 탐구하여 알아낸 것입니다.

성장 호르몬의 분비 저하가 일어나면 몸의 다양한 기능이 저하될 뿐 아니라 피곤해지기 쉬워지며 무기력해지고 아무것도 하고 싶지 않아집니다. 또한 집중력이 없어지기

인간 성장 호르몬 분비율의 연령별 추이

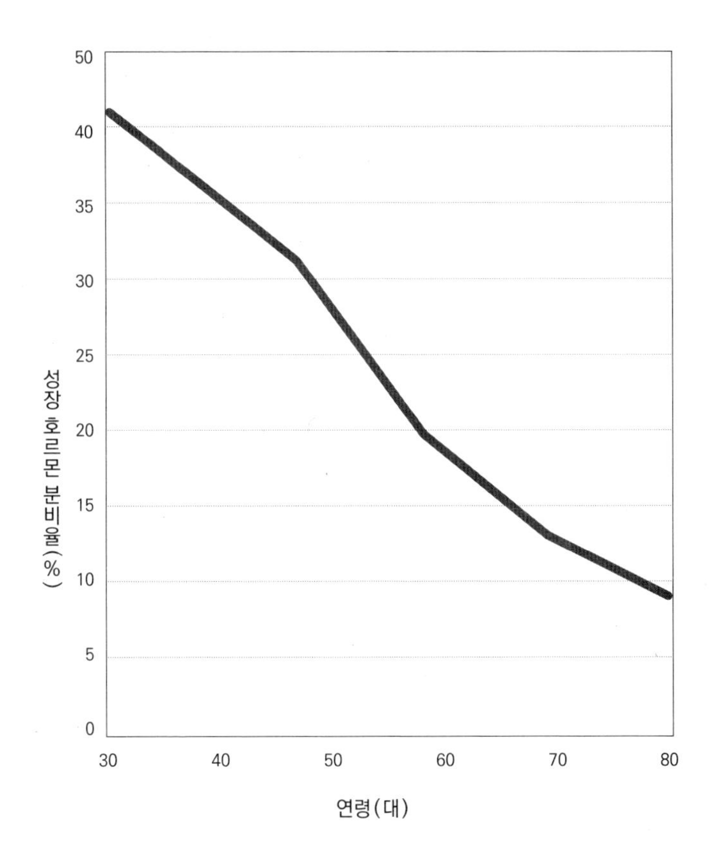

20세 때를 100으로 한 경우 성장 호르몬이 연령의 증가와 함께 저하하는 모습을 나타낸 그래프입니다.

도 하고 기억력이 저하되기도 하는 등의 병증을 볼 수 있게 됩니다. 또 반대로 기분이 계속 안 좋거나 분노를 터뜨리기 쉬워지는 등 감정의 기복이 커지는 일도 많다고 합니다.

필자 본인의 체험을 소개하자면 앞에서 이야기한 것처럼 엄청나게 더웠던 2020년 8월 염천하에서도 걷기를 쉽게 즐길 수 있었고 몸이 무척 가벼워졌으며 예전보다 학습에 대한 의욕이 높아지고 연구 활동에도 보다 적극적으로 임할 수 있었습니다. 이 모든 일들은 성장 호르몬이 증가한 효과라고 저는 생각합니다.

근육량이 늘어 젊고 싱싱해졌다

필자는 현재 73세입니다만, 지금도 근육과 피부의 상태는 30대 혹은 40대 초반의 상태를 유지하고 있습니다.

후술하겠지만 저는 주 2~3회 간단하게 5~6분간의 트레이닝을 걷기 전에 하고 있는데, 이를 30년 이상 계속하고 있습니다.

이 운동은 그 양이나 시간, 하는 동작은 예나 지금이나 동일합니다. 그러나 새롭게 발견한 성장 호르몬 반사점 N

점을 '스트레스 프리 요법'에 더한 뒤부터 근육량이 늘어난 것을 실감하고 있습니다.

특히 대흉근과 대퇴사두근이 두꺼워진 것이 눈에 띄는데, 이는 저에게 일어난 성장 호르몬의 분비 및 촉진으로 인한 성과라고 생각합니다.

땀을 많이 흘리고 피부에 윤기가 생겼다

땀은 피부에 있는 한선이라고 하는 기관에서 나옵니다.

한선에는 에크린선과 아포크린선이 있으며 평소 우리가 땀으로 인식하는 것은 온몸 대부분에 넓게 분포하고 있는 에크린선에서 나오는 것입니다.

개나 원숭이 등은 온몸에 털이 나 있습니다. 그 털은 보온 효과와 외부로부터 몸을 지키는 역할을 하지만 체온이 올라가기 쉽다는 위험도 있습니다.

반면 우리 인간은 체모가 퇴화하면서 열을 밖으로 내보내는 효과가 있는 발한에 최적화된 구조가 발달되었다고 합니다.

그 증거로 인간은 한여름에도 마라톤을 뛸 수 있지만 개

등은 10분에서 15분밖에 견디지 못한다고 합니다.

인간의 조상은 숲에서 초원으로 나오게 되면서 사냥을 위해 오랫동안 달리게 되었고 이로 인해 체온이 올라가게 되었습니다. 신체가 뜨거워지면 특히 열에 약한 뇌 등은 견딜 수 없으므로 체모가 퇴화하고 온몸에 있는 에크린선에서 땀을 내보내 다른 동물보다 효율적으로 열을 낮추는 시스템을 가지게 되었던 것으로 보입니다.

하지만 나이를 먹으면 땀이 잘 나지 않게 되고 피부가 건조해지고 얇아집니다.

이는 성장 호르몬 자체의 분비가 줄면서 한선 구석구석까지 도달하지 않게 되었기 때문으로, 이렇게 되면 발한량도 줄고 피부의 윤기가 사라지게 됩니다.

하지만 N점을 치료점으로 사용하게 되면서부터는 명백하게 발한량이 늘어났고 피부에도 광택이 생겼으며 얼굴에도 윤기가 흐르게 되었습니다.

5 | 새끼발가락 발톱의 재생

갑작스럽습니다만 독자 여러분의 새끼발가락 발톱 상태는 어떠신지요?

대체로 인간은 20세를 넘길 무렵부터 새끼발가락 발톱이 퇴화되기 시작하며 대부분 새끼발톱이 위축됩니다.

이런 현상은 해부학적으로 신체에서 가장 먼 부분부터 혈류가 나빠지는 것과 나이를 먹어 감에 따라 진행되는 성장 호르몬의 분비 저하에 의해 발톱의 재생 기능이 저하된 결과라고 생각할 수 있습니다.

필자의 경우도 새끼발톱이 퇴화되어 위축되어 있었지만 '스트레스 프리 요법'을 실시한 뒤부터 조금씩 재생되기 시작했습니다. 하지만 그 재생은 불완전한 것으로 발톱의 바깥쪽이 작게 갈라진 채로 있어 양말을 신을 때면 걸리기도 해 오랜 시간 불편을 겪었습니다.

하지만 '스트레스 프리 역노화 요법'을 시작한 뒤로는 저도 모르는 사이에 소년 시절처럼 깨끗하고 완전하게 재생이 이루어져 깜짝 놀랐습니다.

일반적으로 새끼발가락 발톱의 퇴화는 안짱다리나 O다리로 인해 바깥쪽으로 하중이 걸리면서 신발 안에서 새끼발가락이 계속해서 압박된 결과라고 흔히들 알고 있습니다.

분명 그것도 하나의 원인이라 생각합니다만 그런 역학적 요인보다 해부학적 요인이 더 크다고 필자는 생각합니다.

예를 들어 정형외과에서는 새끼발가락의 골절은 무척이나 잘 낫지 않는 것으로 유명합니다.

골절의 경우 치료 과정에서 혈행의 좋고 나쁨이 중요합니다.

따라서 새끼발가락이 골절되면 잘 낫지 않는 것은 혈류의 저하가 그 기반일 것이라 말할 수 있습니다. 덧붙여 새끼발가락을 골절당하게 되면 구두를 신을 수 없는 경우가 대부분이고, 또 그럴 경우 깁스 등으로 안정시켜 외압을 적게 만들어야 하는 것도 해부학적으로 혈류가 저하되면 늦게 회복되기 때문이라고 생각할 수 있습니다.

실제로 필자의 치유 과정에서도 활발한 혈류 증가와 성장 호르몬의 분비 및 촉진이 큰 공을 세웠다고 생각합니다.

6 | 불과 5분의 트레이닝으로 근육이 불끈불끈

필자는 유도를 해 온 탓에 보통 사람보다 근육질이고 자세도 좋다는 칭찬을 많이 듣곤 합니다.

사실 그 비결은 주 2~3회씩, 고작 5분 정도밖에 걸리지 않는 저만의 7종류 트레이닝법을 계속하는 것입니다.

필자는 트레이닝 전문가도 아니고 최근 눈부시게 발전한 트레이닝 방법론에서 본다면 진부한 운동법일지도 모르지만, 이 트레이닝법은 손쉽게 할 수 있을 뿐 아니라 시간도 많이 걸리지 않아 오랜 세월 계속할 수 있었다고 생각하므로 부끄럽지만 이번에 소개를 하고자 합니다.

최근 '스트레스 프리 역노화 요법'을 계속하다 보니 예전보다 근육이 강해졌다는 사실을 깨닫게 되었습니다. 특히 대퇴부는 20대 시절처럼 굵어져 깜짝 놀라고 있습니다.

또 욕실에서 거울을 보면 상반신도 젊어졌음을 실감하게 됩니다.

나이와 함께 근육량이 점점 줄어드는 것이 일반적인 이치지만 제 회춘한 모습을 보면 저도 모르게 미소가 흘러나옵니다.

젊음을 유지하는 비결은 '스트레스 프리 역노화 요법'에 의한 활발한 혈류의 증가와 성장 호르몬의 분비 및 촉진 그리고 수정체 대사의 촉진 덕분이라 생각합니다.

또 젊고 싱싱한 근육을 유지하는 덕분이라는 것은 말할 필요도 없으리라 생각합니다. 왜냐하면 많은 근육량이야말로 풍부한 혈류를 유지할 수 있는 기초이기 때문입니다.

쉽게 말해 근육은 대량의 혈액을 담을 수 있는 호수와 같다 할 수 있습니다.

또한 성장 호르몬이 감소하면 근육량이 감소되는 것은 당연한 일이지만 이는 심장의 기능에도 영향을 주므로 운동량이 감소하게 됩니다. 게다가 스포츠뿐 아니라 일상생활에도 영향을 끼치므로 주의가 필요합니다.

그런 까닭에 필자는 온몸의 근력을 유지하기 위해 30년 이상 점심시간이면 점심을 먹는 대신 주 2~3회 근력 트레이닝을 하고 매일 걷기를 하고 있습니다.

'습관이 천성이 된다'라는 말도 있습니다만 그렇게 하기 위해서는 평생 계속하겠다는 결의가 꼭 필요합니다.

계속하다 보면 힘이 되는 것은 당연한 이치로, 필자는 73세인 지금도 30대의 근력을 유지하고 있을 뿐 아니라 많은 분들에게 자세가 좋다는 칭찬을 듣고 있으며 또 지금도 허리와 무릎 등에 아픈 곳이 한 곳도 없습니다.

근력을 유지하는 일은 인생의 QOL, 즉 삶의 질을 높이기 위해서라도 중요하다고 생각합니다.

필자는 업무량이 많은 편이라 스포츠 클럽에 갈 수도 없어 손쉽게 할 수 있는 저만의 운동법이 필요했습니다.

이런 꾸준한 운동은 70대가 되었을 때 하늘과 땅만큼의 차이를 만듭니다.

필자가 지난 20년 동안 감기는 물론이고 성인병도 하나 없고 치아도 충치 하나 없을 만큼 건강을 유지하는 것이 그 증거라 할 수 있습니다.

비결은 필자가 개발한 '스트레스 프리 요법'을 계속하는 것과 저만의 트레이닝법, 그리고 매일 아침마다 먹는 직접 재배한 채소를 중심으로 하는 고단백질 식사에 있다고 생각합니다.

필자의 식사에 대해서는 다른 기회에 이야기하도록 하겠습니다.

그때는 요리의 비결과 인생을 풍요롭게 살 수 있는 방법까지 이야기할 수 있을 거라 생각합니다.

그럼 필자가 30년 이상 계속하고 있는, 오래도록 계속할 수 있는 트레이닝법을 알려드리겠습니다.

여기에서는 어디까지나 필자가 하고 있는 횟수와 방법으

로 소개하겠습니다. 독자 여러분의 체력에 맞춰 무리가 되지 않는 범위 안에서 해 보시길 권합니다.

이 일곱 가지 근력 트레이닝은 장소도 도구도 필요하지 않고 짧은 시간 내에 할 수 있으며, 일주일에 2~3회면 충분한 근력을 유지할 수 있습니다.

이 운동의 목적은 몸의 중요한 근육을 골고루 단련하고 유지하는 것에 있습니다.

다시 말씀드립니다만 이처럼 한 번에 5분 정도 저만의 트레이닝을 매주 2~3회 하다 보니 70세를 넘긴 지금은 동년배들과는 하늘과 땅만큼의 차이가 나는 것을 알 수 있습니다.

필자는 현재 73세로, 주위의 동년배들을 살펴보면 대부분 고혈압이나 당뇨병 등 성인병이 있거나 허리나 무릎 등에 통증을 안고 있습니다.

반면 필자는 아픈 곳 하나 없이 건강하며 치아도 빠진 것 하나 없고 충치도 없습니다.

다시 한번 말씀드립니다만 70대가 된 지금 하늘과 땅만큼의 차이를 만들어 낸 비결은 주 2~3회 하고 있는 저만의 트레이닝과 필자가 개발한 '스트레스 프리 요법'을 매일 하는 것, 그리고 직접 재배한 채소가 풍부하게 들어 있는 고단백식에 있다고 생각합니다.

한마디 덧붙이자면 약이나 건강 보조 식품은 전혀 복용하지 않습니다.

① 복근 단련하기

무릎 들고 윗몸 일으키기(bent knee sit-up)

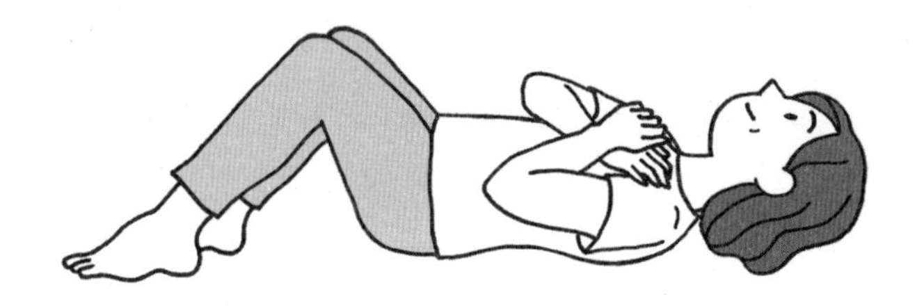

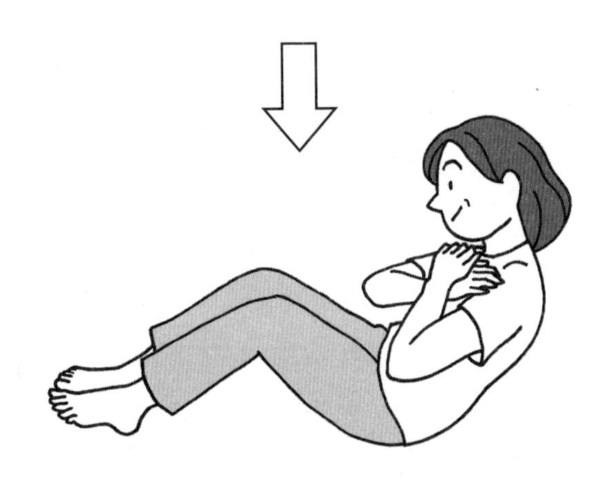

위를 보고 누운 자세에서 무릎을 90도로 굽힌다. 흉부가 대퇴근에 닿을 만큼 몸을 일으킨다. 그리고 다시 위를 보고 누운 자세로 돌아간다. 이를 50회 반복한다.

② 배근·둔근 단련하기

등 뒤로 젖히기(back extension)

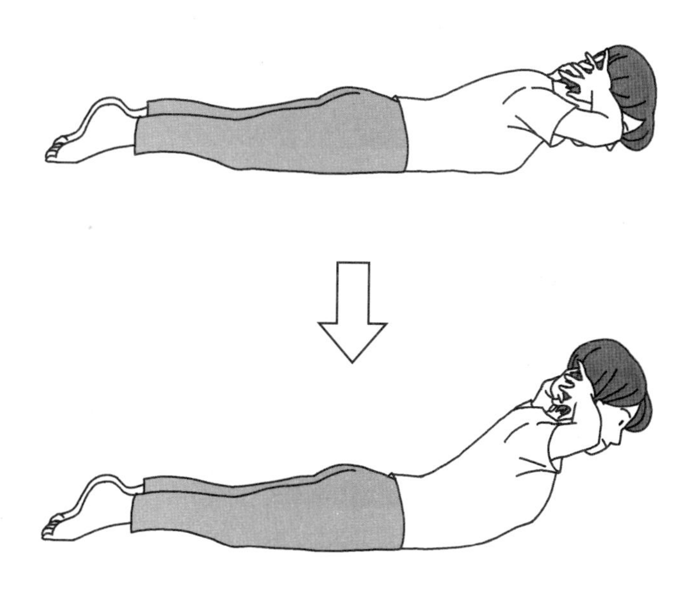

엎드린 자세에서 손을 허리 뒤나 머리 뒤에서 잡는다. 최대한 몸을 뒤로 젖힌다. 다시 엎드린 자세로 돌아간다. 이를 35회 반복한다.

③ 전완근·상완이두근·삼각근 ·대흉근 단련하기

손바닥 밀기(palm push)

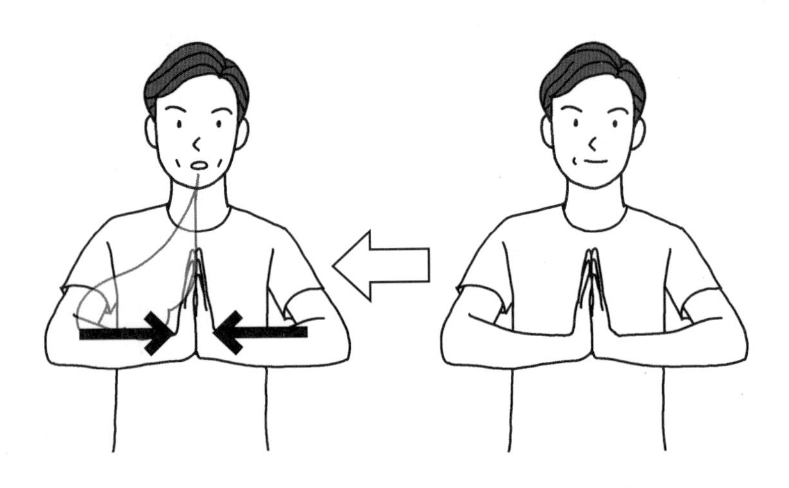

두 손을 펼쳐서 모으고 전력으로 계속 민다. 숨을 계속 내뱉으면서 10초간 3세트.

④ 상완삼두근 중심으로 단련하기

손바닥 당기기(palm pull)

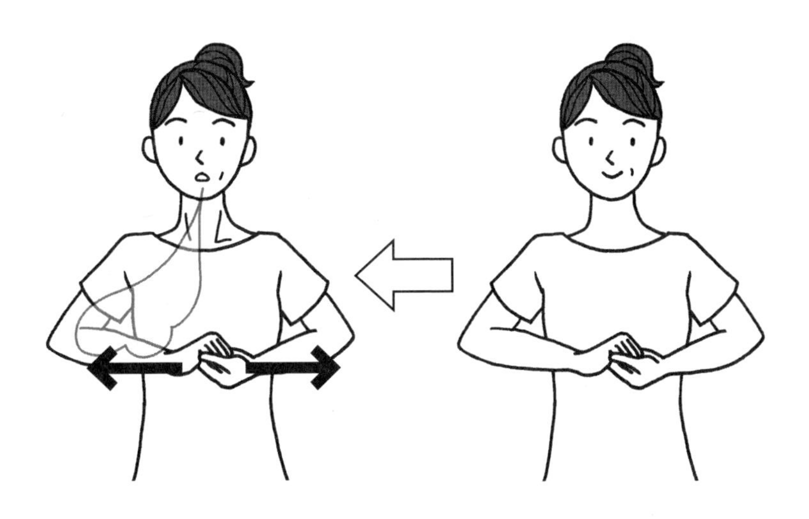

양손 엄지손가락을 제외한 네 개의 손가락을 가슴 앞에서 맞잡는다. 10초간 숨을 내뱉으며 전력으로 당긴다. 이를 3세트 반복한다.

⑤ 대흉근 중심으로 단련하기

팔 굽혀 펴기(push up)

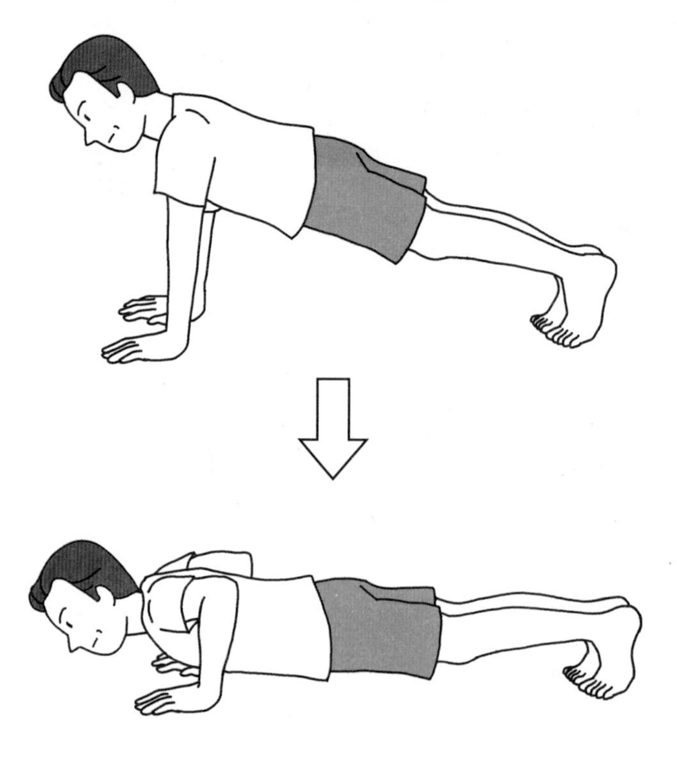

엎드린 뒤 두 손을 어깨 폭보다 조금 넓게 지면을 짚는다. 양쪽 팔꿈치 관절을 펴서 몸을 일직선상 위에서 유지한다. 가슴이 지면에 닿을 때까지 양쪽 팔꿈치 관절을 굽힌다. 양쪽 팔꿈치 관절을 펴서 원래 자세로 돌아간다. 이를 30회 반복한다.

⑥ 대퇴사두근 단련하기

하프 스쿼트(half squat)

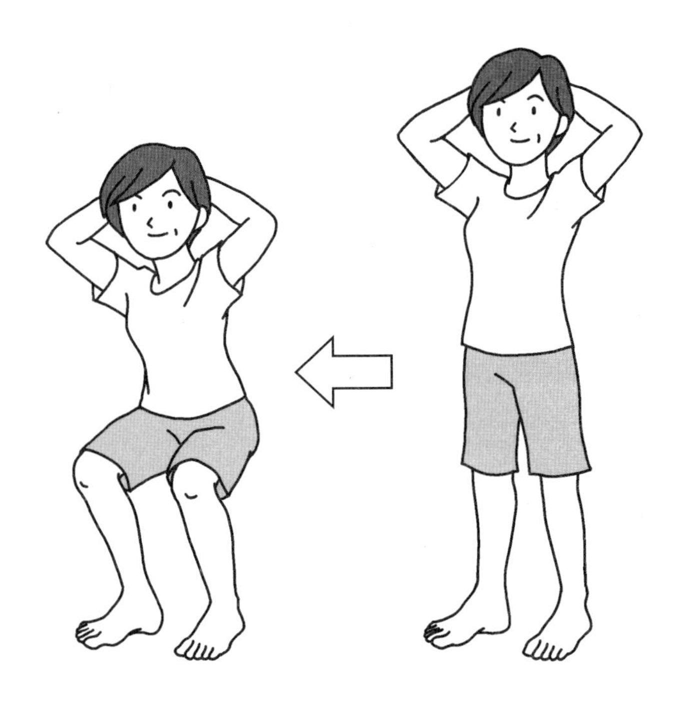

일어선 자세에서 발을 어깨 폭만큼 벌리고 머리 뒤에서 손을 잡는다. 등을 바르게 편 채 고관절과 슬관절을 굽힌다. 슬관절이 90도가 되면 고관절과 슬관절을 펴서 원래 자세로 돌아간다. 이를 30회 반복한다.

⑦ 비복근 단련하기

스탠딩 카프 레이즈(standing calf raise)

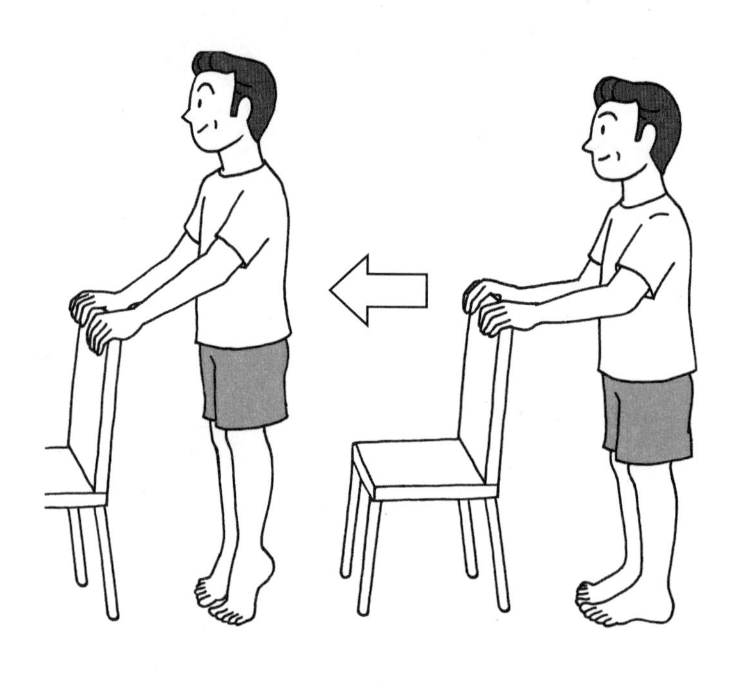

일어선 자세에서 최대한 발뒤꿈치를 들어 까치발로 선다. 발뒤꿈치가 지면에 닿도록 되돌아온다. 이를 50회 반복한다. 필자는 아무것도 붙들지 않고 하지만, 다리나 허리가 약한 분은 넘어지는 것을 방지하기 위해 그림과 같이 의자 등을 잡고 해 주십시오.

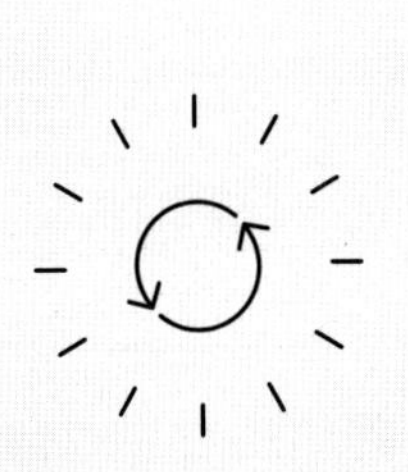

제4장

역노화 혁명

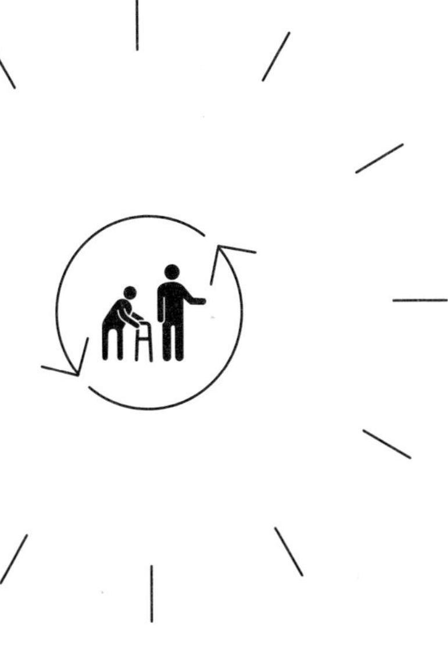

료토쿠지대학의 연구 주제는 고대부터 사람들의 꿈이었던 '불로장수'였습니다.

하지만 료토쿠지대학은 거기에서 멈추지 않고 한 걸음 더 전진해 '역노화'를 주제로 삼았습니다.

역노화란 인류와 생물이 시간의 흐름과 함께 당연한 것처럼 진행되는 노화를 막고 10년 이상 젊어지게 만든다는 뜻입니다.

현대 의학에서 백내장 등은 노화의 대표적인 질환이자 전형적이라고 할 수 있는 퇴행성 병변으로 불가역성 질병이라고도 할 수 있습니다.

저희는 연구로 발견한 체표점 네 곳에 하루 30분씩 계속 48℃ 미만의 화상을 입지 않을 정도의 기분 좋은 온열 자극을 가해 백내장이나 노안을 수술 없이 자연 치유시키는 것을 목표로 삼았습니다.

그뿐만이 아닙니다.

고혈압증, 고지질증, 당뇨병 등의 성인병과 여러 가지 암도 어떤 의미에서는 노화 현상이라고 할 수 있다고 생각합니다.

이들 노화 현상에서 회춘하여 지금 안고 있는 다양한 질병과 작별할 수 있는 것이 바로 '스트레스 프리 역노화 요법'입니다.

또한 질병과의 결별뿐 아니라 남성은 강하고 늠름해지며 여성은 날씬하고 작은 얼굴이 되고, 노화로 인해 얼굴을 중심으로 생겼던 기미가 사라지며 피부도 매끈해지는 등등, 세상 사람들의 모든 꿈을 이루어 줄 것입니다.

1 | 필자의 백내장

지금으로부터 10년 전 필자는 소형 선박 면허를 갱신하면서 왼쪽 눈이 거의 보이지 않게 되었다는 것을 알게 되었습니다.

급하게 자택 근처의 안과를 찾아가니 "양쪽 모두 백내장이네요. 수술이 필요합니다"라고 했고 3개월 뒤 수술하기로 예약까지 잡았습니다.

하지만 여러 전문가의 이야기를 들어 보니 수술을 한다고 반드시 예전처럼 돌아갈 수 있는 것도 아니고 수술 때문에 시력을 잃는 사고도 일어난다고 했습니다. 게다가 백내장으로 수술을 받은 사람은 황반 변성증에 걸릴 확률이 2배 이상 높아진다고도 했습니다.

수정체를 제거하면 망막이 급속도로 노화하기 쉬워지는 까닭에 수술을 한 사람의 5년은 수술을 하지 않은 사람의 30년에 필적한다는 것이었습니다.

그런 이유로 필자는 수술을 포기하고 자연 치유를 꾀하기로 했습니다.

마침 인체로부터 스트레스를 줄여 주는 '스트레스 프리 요법'을 개발한 시점이라 매일 '스트레스 프리 요법'을 실시한 결과 경증이었던 오른쪽 눈은 1개월 만에 완벽하게 치유가 되었습니다.

하지만 중증이었던 왼쪽 눈은 일진일퇴를 거듭하며 약 10년이 흘렀습니다.

2 | 중증 백내장의 회복을 목표로

제1장에서 말씀드린 것처럼 카메라로 비유하면 렌즈에 해당하는 눈 안의 수정체가 흰색으로 뿌옇게 되는 것이 백

내장입니다.

수정체는 볼록 렌즈와 비슷한 모양을 하고 있으며 직경 9~10밀리미터에 두께 3~4밀리미터로 말 그대로 투명한 렌즈 역할을 하며 얇은 막인 '낭'으로 감싸져 있습니다. 또 중심의 단단한 부분은 '핵'이라고 하고 주위의 부드러운 부분은 '피질'이라고 합니다.

수정체에는 혈관도 신경도 없습니다만 바로 앞쪽인 전방과 뒤쪽 후방에 가득 차 있는 '방수'라고 하는 액체에서 상피 세포를 통해 영양소를 받아들이고 대사 활동을 합니다.

백내장은 약의 부작용이나 외상에 의해 일어나기도 하고 당뇨병이나 아토피성 피부염의 합병증으로도 일어난다고 합니다만, 대부분은 나이 때문에 발생하는 '가령성 백내장'이라고 합니다. 일반적으로 40대부터 발생하기 시작하며 60대가 되면 약 7할, 70대는 8할 이상, 80대는 거의 대부분 백내장이 있다고 합니다.

수정체가 뿌옇게 되는 것은 노화와 함께 수정체에 포함되어 있는 단백질이 변성되거나 수분의 양이 달라지면서 성분의 균형이 무너지기 때문이라고 추측됩니다. 하지만 단백질이 변성되는 원인은 아직 정확히 판명되지 않았으며 노화에 의한 생리 현상이라고 받아들여지고 있습니다.

2020년 7월에서 8월 사이 저는 성장 호르몬을 촉진시키는 체표점을 찾기 위해 발버둥 치고 있었습니다. 그때 체표점 중 안면부에 있는 두 개의 점을 자극하여 안저 혈류를 개선시키는 방법을 발견했습니다. 그 결과 오른쪽 눈은 정상을 되찾았고 중증 백내장이었던 왼쪽 눈도 가까운 곳의 큰 글씨는 판별할 수 있을 만큼 개선되었습니다.

하지만 두 달 정도 이 두 치료점을 소홀히 하였고 어느 날엔가 문득 왼쪽 눈의 시력이 거의 사라진 것을 알게 되었습니다.

또 2020년 11월 오랜만에 귀성한 외과의인 장남으로부터 "아버지, 왼쪽 눈 백탁이 너무 심하네요. 이미 원래대로 돌아갈 수 없으니까 수술하는 편이 좋을 겁니다. 친구 중에 백내장 수술을 잘하는 명의가 있으니까 소개해 드릴게요. 5분이나 10분이면 끝날 거예요"라는 말을 들었습니다. 지적을 듣고 거울을 보니 왼쪽 눈의 중심부가 하얗게 되어 있는 것이 이미 절망적인 상태처럼 보였습니다.

백내장은 대략 다음과 같은 종류가 있습니다.

백내장의 분류

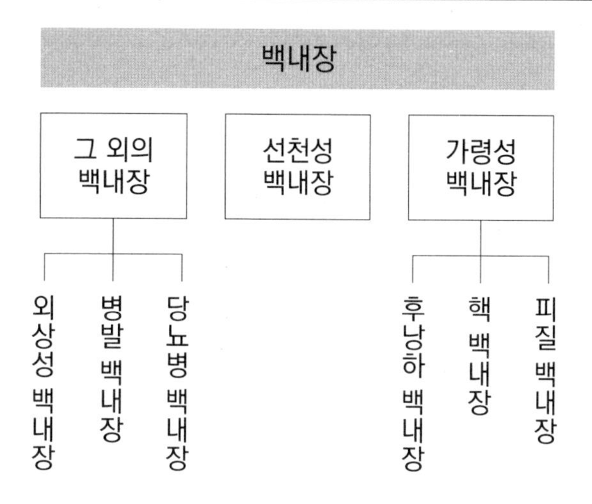

필자의 백내장은 수정체 중앙에 있는 핵 부분부터 혼탁해지기 시작했습니다. 핵은 피질보다 수분이 적고 단단하므로 원래 수정체의 대사와 함께 발생한 노폐물이 모이는 부분입니다. 젊었을 때는 눈의 단백질 섬유가 규칙적으로 정렬되어 있는 까닭에 투명함을 유지합니다만, 노화가 시작되면 섬유의 정렬이 무너져 가운데 핵 쪽으로 밀리게 되고 핵 부분에 단백질이 많아져 시력에 장애를 일으키게 됩니다.

하지만 그때 제 인생 철학 중 하나인 '위기는 기회다'라는 말이 떠올랐습니다. 그리고 예전에 배운 수정체의 해부학적 지식을 통해 안구의 수정체를 둘러싸고 있는 환경을 떠올릴 수 있었습니다.

이미 앞에서도 이야기한 바 있는, 바로 안구의 수정체는 앞뒤로 있는 방수라고 하는 액체로 가득 차 있고 이 방수에 의해 대사가 일어난다는 사실이었습니다.

필자는 이때 네 곳의 치료점을 찾아냈습니다.

수정체의 대사 촉진을 이루기 위해서는 위쪽 눈꺼풀 위에 테이프를 붙이고 테이프 위에 직경 1.5밀리미터의 도자를 장착한 뒤 '스트레스 프리 요법'의 기분 좋은 온열을 간헐적으로 보내면 수정체의 대사가 촉진되지 않을까 하는 가설을 세운 것입니다.

네 곳의 치료점

왼쪽 발바닥 F점

필자가 발견한 발바닥의 만능 경혈입니다.

왼쪽 다리의 족삼리

동양 의학에서 소화기 계통을 담당하는 대표적인 경혈입니다.

오른쪽 N점

2020년 7월 필자가 독자적으로 발견한 곳입니다. 나이를 먹을수록 줄어드는 성장 호르몬을 분비 및 촉진시키는 체표점입니다.

왼쪽 P점

위쪽 눈꺼풀과 아래쪽 눈꺼풀을 다음 페이지 그림처럼 아홉 개 구역으로 분류하고 촉진한 결과 P2, P5 구역에서 치료점을 찾았습니다(현재 이 P점에 대한 시술은 의사의 관리하에 실시하고 있습니다. 절대 자가 치료 행위를 하지 말고 전문 클리닉을 방문해 주십시오.).

'스트레스 프리 역노화 요법'의 치료점

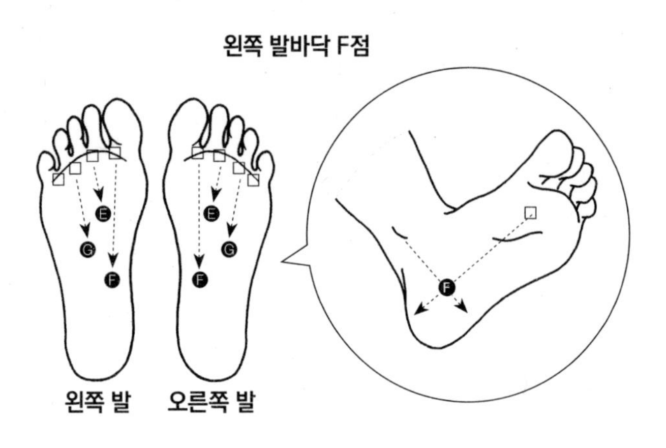

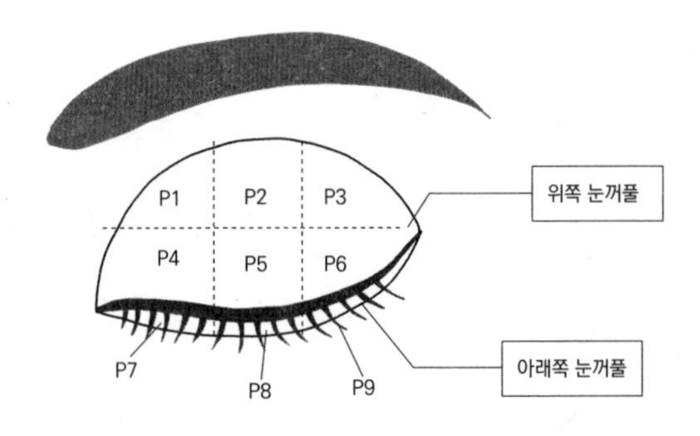

왼쪽 다리의 족삼리

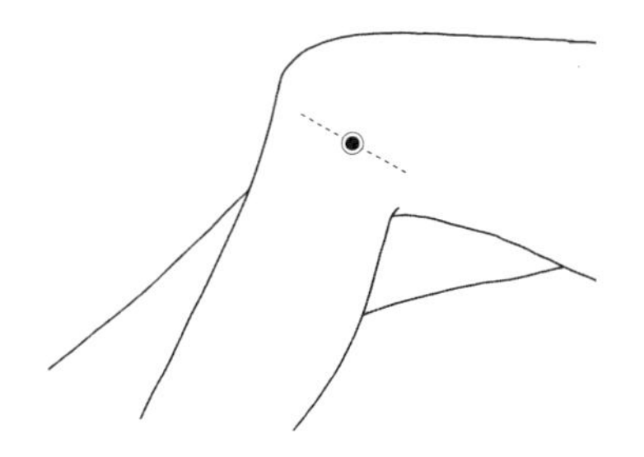

경골조면(손가락으로 슬개골 아래쪽 피부를 더듬다 보면 저절로 멈춰지는 곳)과 '양릉천'이라고 하는 경혈(무릎 조금 아래쪽의 뼈가 불룩 튀어나온 곳에서 약 3센티미터 아래)을 연결했을 때 그 가운데 위치하는 점.

오른쪽 N점

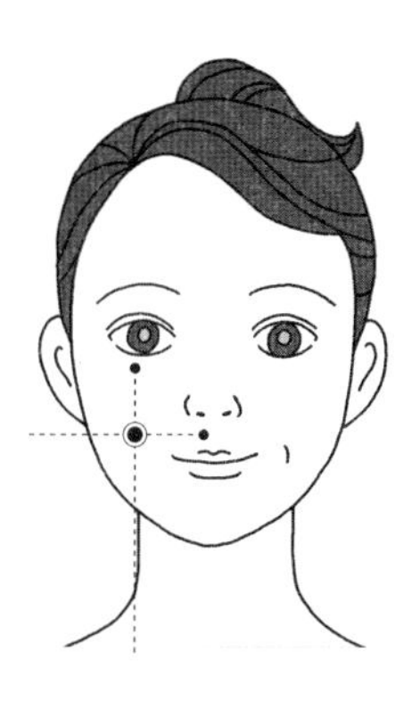

앞 페이지에 있는 왼쪽 발바닥의 F점 외에 위의 세 곳을 치료점으로 삼아 기분 좋은 온열을 가하면 수정체의 대사가 촉진된다고 생각됩니다.

3 | 신체 내부로부터의 역노화

필자는 지금으로부터 11년 전, 몸에서 스트레스를 제거하는 '스트레스 프리 요법'을 개발했습니다.

인체로부터 스트레스를 제거하면 어떤 일이 일어날까요? 인류가 알지 못했던 깜짝 놀랄 만한 현상이 일어나게 됩니다.

그 현상이란 앞에서 설명했던 것처럼,

① 혈액 중 스트레스 호르몬인 코르티솔의 저감

② 장관의 연동 운동 촉진

③ 2~4배에 이르는 말초 혈류 증폭

라는 세 가지 현상으로, 이 현상들이 반드시 삼위일체로 함께 일어나는 것이 신기했습니다.

하지만 지금까지 10만 회 이상의 임상을 거듭하였지만 뇌를 포함한 두부의 혈류는 1.2배 정도밖에 증폭되지 않았습니다.

그렇다면 아무리 해도 뇌를 포함한 두부에의 활발한 혈

류 증가는 일어나지 않았다고 '스트레스 프리 요법'을 결론 낼 수도 있었을 것입니다.

그러나 눈에 있는 수정체의 대사를 올리기 위해 P점에 열을 자극하자 10년 이상 10만 회를 넘는 임상에서 이루지 못했던, 2배 이상이나 두부 혈류가 증폭되는 현상이 나타났습니다.

커다란 전환을 맞이했던 것입니다.

두부의 혈류는 안면 동맥의 한 지점에 측정용 단자를 장착하고 레이저를 비춤으로써 혈액 중 적혈구 수를 세어 측정합니다.

두부의 혈류 증폭에 따른 기대 효과는 끝이 없습니다.

우리 몸 전체를 총괄하는 뇌는 대량의 혈액 공급이 필요하고 실제 공급량도 놀라울 정도입니다.

우리 뇌는 성인의 경우 약 1.3킬로그램밖에 되지 않습니다. 전체 체중과 비교하면 불과 3%밖에 되지 않는 것이지요.

그러나 다른 장기와 비교하면 압도적으로 많은 에너지가 필요합니다. 체중의 3%밖에 되지 않지만 심장에서 방출되는 양의 20%나 되는 혈류를 받아들일 뿐 아니라 전신에서 소비되는 산소의 약 20% 또한 뇌가 소비합니다.

이처럼 뇌는 다른 장기와 비교하면 압도적으로 대량의 에너지가 필요하므로, 대량의 혈류에 의한 글루코스와 산소 등이 공급됩니다.

이와 같은 배경을 살펴보면 스트레스 등으로 조금이라도 뇌 혈류가 저하되면 뇌 조직이 받는 피해가 막대해지며 뇌의 퇴화 및 변성 그리고 도파민 등의 합성에 영향이 있을 것임은 당연히 알 수 있습니다.

그러므로 뇌를 향하는 혈류가 2배 이상 늘어나면 상상할 수 없을 만큼 큰 효과가 있을 것이라 쉽게 예상할 수 있었습니다.

고령으로 발생하는 인지성 파킨슨병이 전 세계적으로 계속 증가하고 있고 스트레스가 많은 사회의 특성상 우울증 역시 증가 추세에 있습니다. 그 외에도 거의 모든 인류의 질병이나 노화에는 뇌로 향하는 혈액의 공급과 많은 관련이 있을 것입니다.

수정체의 대사 개선을 목적으로 했던 필자의 도전은 인류를 구제할지도 모릅니다. 지금까지 상상도 못했던 뇌와 안면으로 향하는 혈류량 대량 증가를 실현했기 때문입니다.

4 | 중증 백내장이 치료되다

거듭 언급하는 것이지만, 획기적인 사건이므로 다시 한 번 필자의 백내장 이야기를 하겠습니다.

필자는 눈꺼풀 위의 치료점을 찾아낸 뒤 매일 아침마다 45분씩 독자적인 치료를 시작했습니다. 중증 백내장을 자연 회복시키려는 저의 시도는 어쩌면 인류 역사상 처음 있는 일이었을지도 모릅니다.

치료를 시작한 뒤 놀랐던 점은 그림의 P2점과 P5점에 자극을 주면 정말 기분이 좋았다는 사실이었습니다.

또 필자를 더욱 놀라게 한 것은 동공의 중심부에 있던 백탁이 날이 갈수록 작아졌고 희미해졌다는 것이었습니다.

그리고 2주 정도가 지났을 무렵부터는 희미하게나마 보이기 시작했습니다.

처음에는 위쪽 눈꺼풀이라고 해도 안구 바로 위에 온열 자극을 가한다는 것에 걱정을 한 것도 사실입니다. 하지만 이처럼 리스크가 있는 치료 기술을 다른 사람에게 실험해 볼 수도 없었습니다.

눈꺼풀 위의 P점

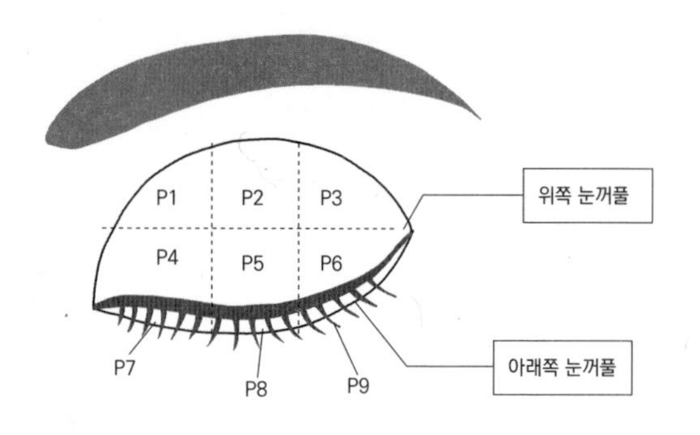

혹시 눈에 심각한 부작용이 생겨도 후회는 하지 않겠다는 각오는 하고 있었습니다.

그로 인해 많은 사람들을 구제할 수만 있다면, '역노화 혁명'을 목표로 하는 저로서는 당연히 해야 할 일이라 생각한 것입니다. 하지만 그런 걱정은 첫 번째 치료를 받자마자 사라졌습니다. 성공을 예감할 수 있을 만큼 정말로 기분 좋은 온기가 느껴졌던 것입니다.

게다가 체표점 및 경혈에 대한 치료 경험이 많았던 필자는 이 안구 중심부 바로 위의 눈꺼풀이야말로 인류에게 최대의 역노화를 가져다 줄지도 모른다고 생각하고 있었습니다.

하루하루 마치 한 겹씩 얇은 막을 벗기듯이 안구의 중심부에 있던 백탁은 사라져 갔습니다.

그뿐만이 아닙니다. 지금까지의 '스트레스 프리 요법'보다 혈류의 증폭이 큰 것처럼 느껴졌습니다. 손과 발의 끝부분까지 따뜻해지기도 하고 장관의 연동 운동과 수면의 질이 몇 배나 향상되는 것도 실감했던 것입니다.

눈의 백탁이 사라지는 과정에서 신체의 다양한 역노화를 확인할 수 있었습니다.

특히 처져 있었던 눈썹과 위쪽 쌍꺼풀이 올라갔습니다.

그리고 손목 바깥쪽에 있었던 기미가 많이 사라졌습니다.

현재 왼쪽 손목의 기미는 전부 사라진 상태입니다. 73세라는 나이에도 말입니다.

오른쪽 손목 바깥쪽의 기미도 많이 줄어들고 희미해져 지금은 사라지기 직전인 상태입니다. 또 얼굴에 있던 기미도 거의 사라졌으며 오른쪽 뺨에 있는 직경 1센티미터 정도의 원형 기미도 희미해지는 것이 곧 사라질 것으로 보입니다.

이미 앞에서도 설명했지만, 그 이유는 다음 페이지의 그래프를 보면 알 수 있습니다.

임상 실험의 주요 결과

치료 전후
코르티솔 분비량의 변화

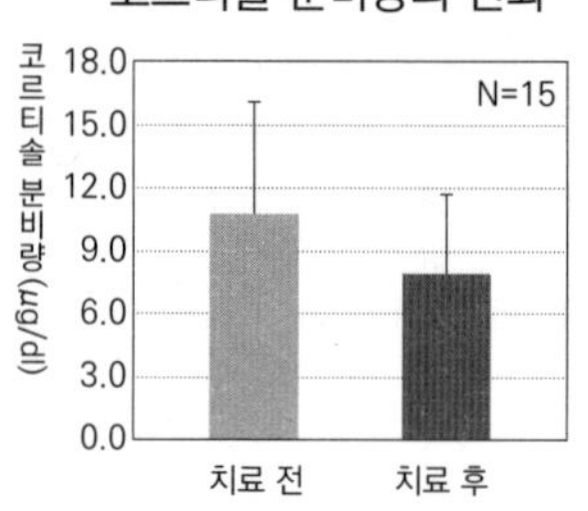

대상 : 건강한 성인 남녀 15명 47세~69세
(위의 사례는 논문 : preliminary Results of Highly Localized Plantar Irradiation with Low Incident Levels of Mid-Infrared Energy which Contributes to the Prevention of Dementia Associated with Underlying Diabetes Mellitus. Laser Therapy.24(1)27-32.2015)

치료 전후
혈류량의 변화

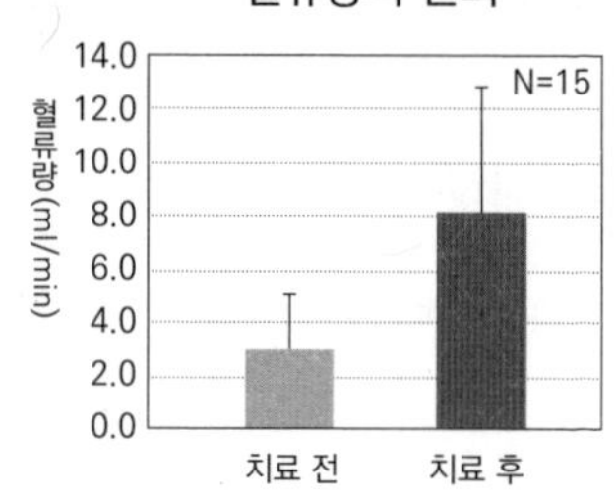

대상 : 건강한 성인 남녀 15명 47세~69세
(위의 사례는 논문 : preliminary Results of Highly Localized Plantar Irradiation with Low Incident Levels of Mid-Infrared Energy which Contributes to the Prevention of Dementia Associated with Underlying Diabetes Mellitus. Laser Therapy.24(1)27-32.2015)

치료 전후
성장 호르몬 분비량의 변화

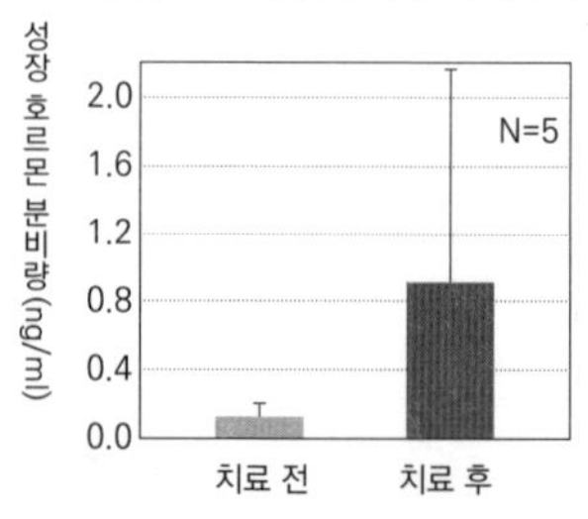

대상 : 건강한 성인 남녀 5명(51세~56세)

치료 전후
IGF-1 분비량의 변화

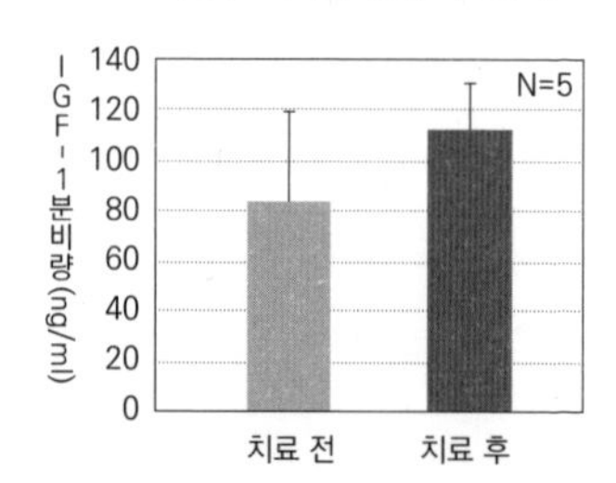

대상 : 건강한 성인 남녀 5명(51세~56세)

26페이지에 있는 그래프를 다시 한번 소개합니다. 모든 수치가 개선된 것을 볼 수 있습니다.

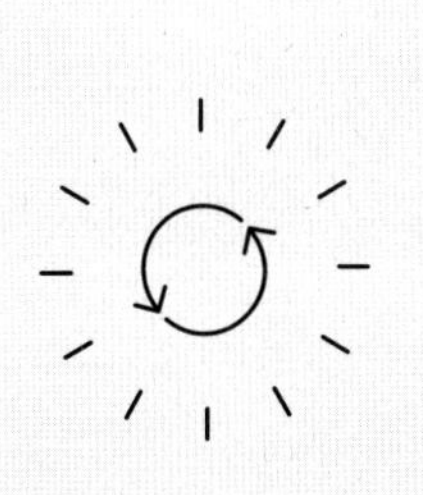

제5장

‘스트레스 프리 역노화 요법’으로 난치병에 도전

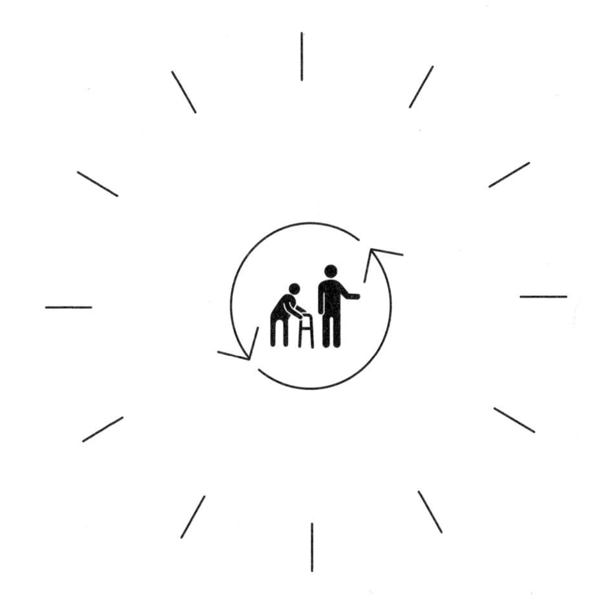

1 | 난치병 파킨슨병에 도전

이미 그전에 이야기했던 것처럼, 필자가 인체의 역노화가 일어났다는 사실을 발견했을 때 가장 먼저 떠오른 것은 '인체에 역노화가 일어난다면 노화 때문에 일어나는 모든 질병을 고칠 수 있지 않을까' 하는 생각이었습니다.

그렇게 할 수 있다면 전 세계 많은 사람들을 구제할 수 있을 뿐 아니라 필자의 평생 숙업인 '불로장수보다 더 발전한 역노화 혁명'의 실현에 다가설 수 있을 거라 생각한 것입니다.

게다가 많은 질병 가운데에서도 '현대 의학에서는 근본적인 치료법이 없다고 일컬어지는 파킨슨병을 고칠 수 있지 않을까' 하는 생각이 바로 머릿속에서 들었습니다.

파킨슨병은 중증화되면 누워만 있어야 될 뿐 아니라 반드시 도와줄 사람이 필요한, 난치성 질환으로 지정된 질병입니다.

주로 50세 이상의 고령층에서 볼 수 있는 진행성 질환으로 손과 발의 경직 같은 초기 증상에서 시작해 최종적으로는 누워만 있어야 될 수도 있는, 현대 의학에서는 완치가 어려운 난치병으로 알려져 있습니다.

이번 단락에서는 '스트레스 프리 역노화 요법'을 응용한 필자의 연구 성과를 말씀드리고 일본 국내뿐 아니라 전 세계 곳곳에서 파킨슨병으로 고통받는 사람들에게 희망의 등불을 밝히고 싶습니다.

2 | 파킨슨병이란

파킨슨병에서 파킨슨이란 말은 제임스 파킨슨이라고 하는 영국의 개업의가 1817년(일본에서는 에도 시대) 『진전 마비에 관련된 논문』이라는 책을 통해 파킨슨병을 최초로 알린 사실에서 유래합니다.

파킨슨병은 손과 발의 떨림이나 근육의 경직 등 운동 기능에 장애가 발생하는 질병으로 알려져 있습니다. '손과 발이 떨린다', '동작이 늦어졌다' 같은 자각 증상이 생기면 파킨슨병을 의심해 볼 필요가 있습니다.

증상은 반드시 한쪽 편에서부터 시작하여 점점 반대쪽으로 확산되는 특징이 있습니다. 이런 파킨슨병의 증상에는 네 가지 주요 특징적인 증상이 있습니다.

【진전(떨림)】

진전이라는 것은 떨림을 의미합니다. 즉 손과 발이 떨리는 것을 볼 수 있습니다. 특히 파킨슨병의 떨림은 '정지 진전'이라고 하며 위를 보고 누워 있을 때나 손을 가만히 무릎 위에 놓고 있을 때 보이기도 하고 걸을 때 손이 떨리기도 합니다.

【근강강(근육이 딱딱해짐)】

파킨슨병에 걸리면 근육이 딱딱해집니다.

【무동(운동 불능)】

파킨슨병 환자는 움직임이 느려집니다. 이를 의학 용어로는 '무동'이라고 합니다.

걸을 때 위축이 되어 다리가 움직이지 않기도 하고 얼굴의 표정이 줄어들기도 하며 목소리가 작아지는 것 등이 무동의 증상이라 여겨지고 있습니다.

【자세 반사 장애】

알기 쉽게 말하자면 균형이 나빠진다는 것입니다.

자세 반사 장애가 나타나면 걸을 때 넘어지기 쉬워집니다. 특히 방향 전환이 어려워지고 넘어지기 쉽다고 알려져 있습니다.

이 증상은 파킨슨병이 상당 부분 진행한 뒤 발생하는 증상입니다.

파킨슨병과 뇌의 변화

우리의 뇌는 대뇌와 소뇌, 뇌간 등 셋으로 나눌 수 있습니다.

대뇌와 소뇌의 표면에는 피질이라고는 신경 세포가 모여 있는 층이 있습니다. 대뇌와 소뇌의 깊은 곳과 뇌간에 있는 신경 세포 집단은 '핵'이라고 불립니다.

핵은 각각 기능을 가지고 있는데 예를 들어 뇌간에 있는 동안 신경핵은 눈을 움직이는 역할을 하고 있습니다.

이 핵 중에서도 흑질과 대뇌 기저핵이라고 하는 일군의 '핵'이 파킨슨병의 원인과 관계가 깊은 것으로 추측됩니다.

대뇌 기저핵에는 다양한 핵이 있고 이 핵들은 서로 연락을 취합니다.

신경 세포 간의 연락은 신경 세포가 돌기를 뻗어 다른 신경 세포의 돌기에 접촉함으로써 이루어집니다. 신경 세포 간의 돌기는 연결되지 않고 약간의 틈이 있습니다. 신경 세포의 돌기에서 '도파민'이라고 하는 신경 물질이 방출되어 이 틈을 통해 정보가 전달되는 구조인 것입니다.

대뇌 기저핵은 최종적으로 대뇌 피질의 운동과 관계가 있는 부분으로 신호를 보냅니다. 대뇌 피질의 신경 세포에서 긴 신경 세포가 나와서 척수의 신경 세포로 접근하면 척수의 신경 세포에서 돌기가 나와 근육에 접촉합니다.

이런 식으로 대뇌 피질의 지령이 전달되면 근육이 수축하여 손과 발을 움직이는 구조입니다(실제 전달 구조는 훨씬 더 복잡하지만 간략하게 설명했습니다).

파킨슨병에 걸리면 뇌 안에 있는 흑질의 신경 세포가 감소합니다.

흑질이라는 것은 뇌관의 중뇌라는 부위에 있습니다. 흑질은 신경 세포 집단에서는 '핵' 중 하나로, 멜라닌이라고 하는 검은 색소가 포함되어 검게 보이는 까닭에 흑질이라 불립니다.

파킨슨병에 걸리면 흑질의 신경 세포가 줄어들기 때문에 흑질로부터 신호를 보내는 도파민이 줄어듭니다. 이 도파민의 결핍이 파킨슨병의 주된 원인으로 알려져 있습니다.

3 | 파킨슨병 5기의 환자가 걸었다

현대 의학에서 파킨슨병의 치료는 지금까지 말씀드린 것처럼 중뇌에 있는 흑질의 신경 세포 감소로 부족해진 도파민을 약물로 보충하는 방법이 가장 주된 방법입니다.

파킨슨병의 약은 질병의 진행을 막을 수 있다고 확실하게 증명된 것이 아닌, 증상을 가볍게 해 주는 대증 요법에 해당합니다.

필자는 흑질의 신경 세포가 줄어드는 것은 스트레스 등의 원인으로 발생하는 뇌의 혈류 저하가 근저에 있다고 생각합니다.

각종 뇌 세포 역시 독자적으로 생존이 불가능하며 풍부한 혈류에 의해 산소와 글루코스 등 에너지를 공급받아야지만 존재할 수 있는 것은 의심의 여지가 없습니다.

게다가 파킨슨병이 생기는 원인의 주체라 할 수 있는 신경 전달 물질인 도파민조차 당연히 혈액을 통해 공급됩니다.

하지만 '스트레스 프리 요법'의 초기 치료 패턴은 파킨슨병에는 무력했습니다.

즉 1.2배 정도의 혈류 증폭으로는 개선되지 않았던 것입니다.

하지만 필자가 새로 발견한 시술법은 시작 후 불과 1분만에 뇌와 안면 등 온몸에 혈류를 2~4배나 증가시켰습니다. 거기에 20세부터 감소하는 성장 호르몬을 분비 및 촉진시키는 '스트레스 프리 역노화 요법'을 응용하면 가능성이 있다고 생각했습니다.

필자와 오랜 시간 알고 지낸 친구 K 씨는 가고시마에서 맨손으로 상경하여 각고의 노력 끝에 성공한 실업가입니다. 하지만 안타깝게도 파킨슨병에 걸리는 바람에 거의 걷지도 못하게 되었고 야르의 중증도 분류에 따라 5기라는 선고를 받았습니다.

야르의 중증도 분류

1기	증상이 몸 한쪽에만 나타남
2기	증상이 양쪽에 나타남
3기	자세 반사 장애를 볼 수 있음(넘어지기 쉬워짐)
4기	보행은 도움 없이도 어느 정도는 가능함
5기	도움 없이는 걸을 수 없음

K 씨에게 사정을 설명하고 선의의 치료를 무상으로 하고 싶다는 부탁을 드리자 그는 쾌히 승낙했고 병원으로 오기로 했습니다.

K 씨는 비서에게 거의 안기다시피 해서 병원으로 오셨습니다. 또 대화 역시 파킨슨병 특유의 3대 증상 중 하나인 '무동' 증상으로 인해 작은 목소리로 이야기할 수밖에 없었고 혀도 잘 움직이지 않아 대화가 잘 이루어지지 않는 상황이었습니다.

하지만 '스트레스 프리 역노화 요법'을 시작하고 15분이 경과했을 때 K 씨가 "조금 뜨겁네" 하고 누구나 알 수 있는 크고 정확한 발음으로 말했습니다.

필자도 너무 기쁜 나머지 "회장님, 말을 잘하시게 되었군요"라고 소리쳤고 같이 있던 사람들, 치료 스태프 사이에서는 환호성이 터져 나왔습니다.

45분 동안의 치료를 마친 후 K 씨의 동작은 놀라웠습니다. 치료 종료 뒤 본인의 힘으로 벌떡 일어서더니 "잠깐 화장실에 가고 싶군" 하고 뚜벅뚜벅 걸어서 화장실을 간 것입니다.

그리고 집으로 돌아갈 때는 필자의 손을 강하게 잡으며 "선생님 고맙습니다" 하고 인사를 한 뒤 자신의 발로 걸어서 자동차까지 가셨습니다.

4 | 파킨슨병 1기 환자의 현저한 호전

저희 료토쿠지대학 정형외과 그룹 산하 여섯 곳의 병원 중에 파킨슨병을 앓으며 통원을 하고 계신 환자분은 없는지 조사를 하였습니다.

그중 료고쿠에 있는 클리닉에 1기 편측성 파킨슨병으로 이미 난치성 질환 지정을 받고 통원하시는 환자분이 계셨습니다.

그래서 료토쿠지대학 이학요법학과의 본코하라 슈조 선생님께 임상을 의뢰했고 환자분에게도 '스트레스 프리 역노화 요법'의 피험자가 되어 줄 것을 부탁하게 되었습니다.

환자분은 64세 여성으로 3년 전부터 왼손이 떨리기 시작했으며 기력 쇠퇴를 호소하다 인근 병원에서 검진을 받았습니다.

일반적인 두부 화상으로는 알 수 없어 다른 병원에서 도파민 분비와 관련이 있는 중뇌 등의 변성 및 탈락 정도를 평가하는 검사를 한 결과 파킨슨병 확정 진단을 받았습니다. 야르의 중증도 분류에서는 왼손의 진전뿐이므로 1기에 해당되었습니다.

그분을 처음 만났을 때는 조금 힘이 없는 인상이었고 사무직 업무를 그만두었다는 이야기를 했습니다.

재활치료 중에서 대표적인 것으로 엄지손가락과 집게손가락을 겹치는 탭 동작(다음 그림 참조)과 주먹을 쥐었다

탭 동작

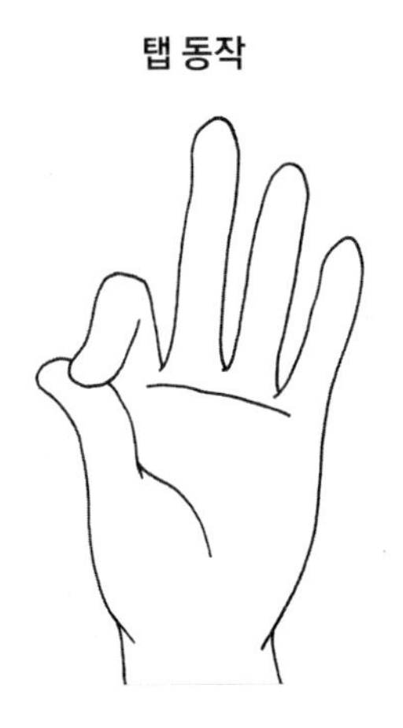

폈다 하는 동작을 가능한 빨리 하는 것이 있습니다.

'스트레스 프리 역노화 요법'의 개입 전과 개입 후의 변화를 비디오로 촬영해 그 움직임을 자세히 분석하고 평가했습니다. 그 결과가 다음의 그래프입니다.

가로축이 엄지손가락과 집게손가락 사이의 거리이고 세로축이 시간입니다. 명백하게 '스트레스 프리 역노화 요법'을 받은 쪽이 좋아졌음을 알 수 있습니다. 그것도 단 한 번의 요법으로 즉시 효과가 나온 것입니다.

환자분은 "어머나, 어머나, 정말 좋아졌네" 하고 기뻐하셨습니다. 걸음걸이도 어색함 없이 무척이나 부드러웠고 걷기 편해졌다고 하셨습니다.

초기부터 주에 2~3회 정도 '스트레스 프리 역노화 요법'을 받은지 한 달이 지났습니다. 현재는 손끝 움직임이 개선되어 요리가 가능하게 되었고 또 최근 가족들로부터 "걸음걸이가 예뻐졌다"라는 말을 들었다고 합니다. 뿐만 아니라 생활 전반에 있어 무척 의욕적이 되었으며 지금은 재취업할 곳을 찾고 있다고 합니다.

'스트레스 프리 역노화 요법'에 의한 탭 동작의 변화

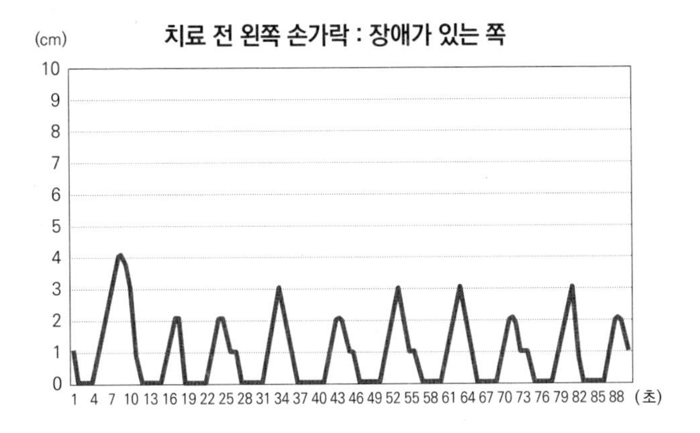

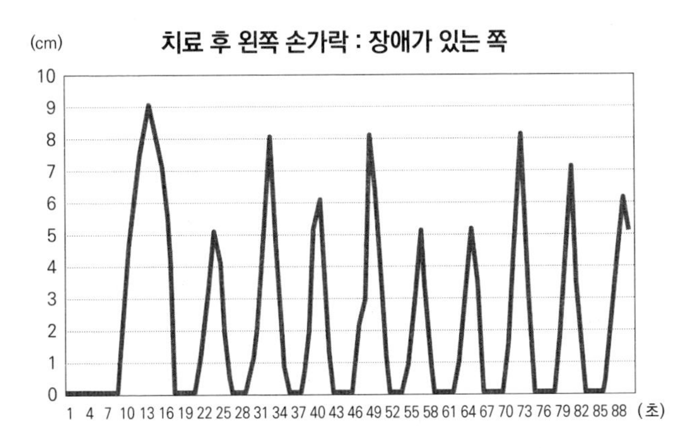

64세 파킨슨병 여성의 데이터(가로축이 엄지손가락과 집게손가락 사이의 거리, 세로축이 시간). 한 번의 '스트레스 프리 역노화 요법'으로 엄지손가락과 집게손가락의 움직임이 커지고 빨라진 것이 보입니다.

5 | 약년성 파킨슨병의 깜짝 놀랄 만한 개선

최근에는 리더십이 뛰어나기로 유명한 경영자인 M 씨의 약년성 파킨슨병 치료를 진행하고 있습니다.

이분은 본인의 의지와는 전혀 상관없이 몸이 돌발적으로 움직이는 불수의 운동이 심각했으며 언어 장애가 심한 상태였습니다.

3회째 치료를 마친 지금, 불수의 운동의 진폭은 크게 감소했으며 언어 기능에서 많은 개선이 이루어져 깨끗한 발음으로 말할 수 있게 되었습니다. 또 본인은 변비가 개선되었다며 기뻐했습니다.

이처럼 '스트레스 프리 역노화 요법'에 의해 난치병인 파킨슨병의 회복을 기대할 수 있게 되었습니다.

M 씨의 파킨슨병 치료를 의뢰하기 위해 오셨던 회사 임원분이 본인을 소개할 때 필자에게 했던 말이 있습니다. "M 씨가 앓고 있는 파킨슨병의 증상이 조금이라도 개선될 조짐이 보인다면 그것만으로도 정말 감사하겠습니다." 그가 한 이 말에는 파킨슨병 치료가 얼마나 어려운지 잘 나타나 있습니다.

파킨슨병 중에서도 30대, 40대에 발병하는 약년성 파킨슨병은 무척 드문 편입니다. 지스키네지아라고 하는, 본인으로서는 어쩔 도리가 없는 온몸의 불규칙한 움직임이 발생하는 것입니다.

특히 시간, 청각, 후각을 관장하는 중요한 장기인 두부가 불수의적으로 움직이므로 온몸의 균형을 잃기 쉽고 똑바로 앉을 수도 없는 상태가 됩니다. 말하는 것도 인상도 달라지지만 인지 기능은 정상적으로 유지됩니다.

또한 '스트레스 프리 역노화 요법'을 목적으로 병원을 찾은 50대 남성은 30대 나이에 약년성 파킨슨병이 발병했지만 현재도 상장 기업의 대표로, 또 지도자로 활약을 계속하고 계십니다.

첫 번째 진료 당시에는 걸을 때, 특히 방향을 전환할 때 균형이 무너져 간병인의 도움이 반드시 필요했습니다. 말 역시 알아듣기 힘들고 두부, 팔다리의 불규칙한 움직임이 심했습니다.

다음 페이지의 그림은 보행 중 신체의 중심이 변화하는 것을 나타냅니다.

신체의 중심은 신체의 제2선추가 있는 높이에 있습니다.

걸을 때의 중심이 어떻게 움직이는지 뒤에서 살펴보면 나비가 춤추듯 8자를 그립니다.

그림 한가운데 있는 실선은 이학요법학과의 본코하라 슈조 선생님이 걸을 때의 것입니다. 일반적으로는 그림처럼 한 변이 40밀리미터인 사각형 안에서 움직입니다.

반면 약년성 파킨슨병을 앓고 있던 50대 남성이 '스트레스 프리 역노화 요법'을 받기 직전의 파형은 짙은 색 점선으로, 요법 직후의 파형은 옅은 색 점선으로 표시하였습니다. 본래는 좌우의 폭이 133밀리미터나 되었습니다만 치료 뒤에는 84밀리미터로 감소했습니다. 즉 이 요법의 즉각적인 효과 때문에 걸을 때의 신체의 흔들림이 줄어들었음을 알 수 있습니다.

요법을 받기 전에는 걷다가 다리가 꼬여 넘어질 뻔한 순간이 많이 있었으나 요법을 받은 뒤에는 재활실을 혼자 유유히 일주했습니다. 또한 무엇인가 주위 사람들에게 말하는 듯했지만 잘 알아들을 수 없었는데, 나중에 "발이 단단히 지면에 고정되는 느낌이다", "지금까지 여러 치료를 받았지만 이번 치료가 최고다"라는 말을 하셨다고 당시 곁에 있던 분이 알려 주었습니다.

'스트레스 프리 역노화 요법' 전후의 변화

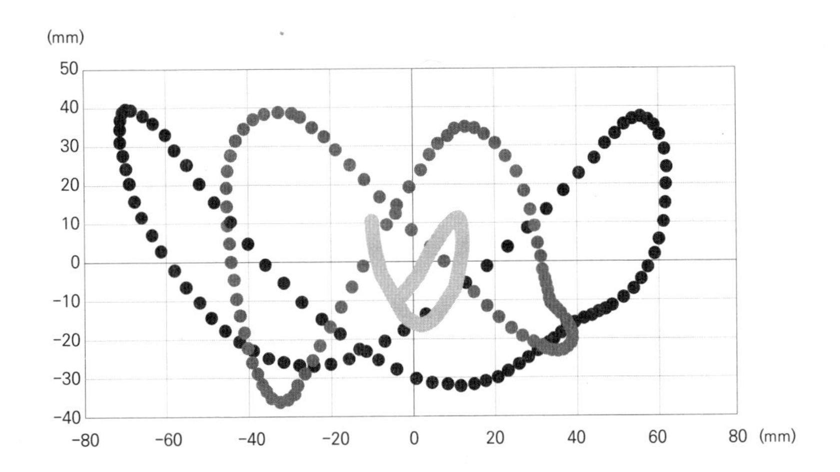

약년성 파킨슨병에 걸린 50대 남성의 치료 전후 보행 중 신체 중심의 변화. 치료 전의 큰 움직임(짙은 색 선)과 비교해 보면 치료 후(옅은 색 선)에는 좌우의 폭, 즉 몸의 흔들림이 줄어들었음을 알 수 있습니다.

현재 3회째 요법을 마친 상태입니다만 예전보다 발음이 좋아졌고 표정에도 변화가 나타나 미소도 띠게 되었습니다. 파킨슨병의 증세는 하루 사이에도 변동이 심하며 낮부터 저녁 무렵까지 간호가 필요한데, 매일 간호해 주시는 분의 말에 따르면 낮에는 보행 시 부축을 해야 하는 경우도 줄었고 불규칙한 움직임도 많이 줄어들었다고 합니다.

6 | 어떻게 파킨슨병이 낫는 것일까

그런데 '스트레스 프리 역노화 요법'은 어째서 파킨슨병에 유효한 것일까요?

과학적인 메커니즘의 해명은 앞으로 필자를 비롯한 료토쿠지대학 연구팀뿐 아니라 의학계가 풀어야 할 커다란 과제가 될 것이라 생각합니다.

중요한 부분인 만큼 다시 한번 말씀드리겠습니다.

특히 주목해야 할 점은 '스트레스 프리 역노화 요법'은 세 개의 서로 다른 카테고리에 의해 완수된다는 사실입니다.

첫 번째는 인체에서 스트레스를 제거하면 현대 의학에서

는 이룰 수 없다고 생각했던 현상, 즉 뇌와 온몸에 2~4배의 혈류가 증폭되는 현상이 일어난다는 것입니다.

두 번째는 20세 때를 정점으로 나이를 먹어 감에 따라 진행되는 성장 호르몬 분비 감소를 막고 반대로 활발한 성장 호르몬 분비를 가능하게 만든다는 것입니다.

그리고 세 번째는 우리 눈에 있는 수정체의 대사 촉진을 목적으로 한 위쪽 눈꺼풀의 P점을 온열 자극하면, 뇌를 포함한 두부에 상상도 할 수 없었던 2배 이상의 혈류 증폭이 이루어져 노안과 백내장 등 퇴행성 병변을 개선할 수 있을 뿐 아니라 기미 제거 및 모발의 재생 또 노화에 의해 늘어진 눈꺼풀과 눈썹이 치켜오르는 현상이 일어난다는 것입니다. 게다가 노화로 인한 슬관절의 통증이 사라지는 등 명백하게 회춘이 이루어집니다.

특히 위쪽 눈꺼풀이 치켜오르는 현상은 오랜 세월 안검하수로 앞을 볼 수 없게 된 80대 여성에게 일어났습니다. 이 여성은 한 차례의 '스트레스 프리 역노화 요법'만으로도 눈꺼풀이 원래대로 개선되는, 본인은 물론 저희 연구진, 소개자까지 놀라게 만드는 체험을 하게 되었습니다.

또 필자는 처음에는 인체에서 스트레스를 제거하여 활

발한 혈류 증가를 이루게 되면 성인병을 중심으로 하는 다양한 질병을 구제할 수 있을 거라고 기뻐했으나 난치병인 파킨슨병은 1.2배 정도의 혈류 증폭으로도 호전되지 않았습니다.

하지만 필자가 개발한 성장 호르몬의 분비 촉진과 수정체의 대사 촉진을 가능케 하는 미지의 체표점 'P점'에 대한 열 자극으로 커다란 전환을 맞이할 수 있었습니다.

파킨슨병은 중뇌에 위치하는 흑질의 퇴화 및 감소가 주된 원인으로 알려져 있습니다만 뇌로 향하는 혈류가 대폭 증폭되고 성장 호르몬의 분비 촉진이 일어나면 흑질의 수복 및 재생이 일어날 가능성이 높을 것으로 예상되며 MRI 등 검사에 의해 그 검증이 진행될 예정입니다.

또한 앞에서 언급했지만 수정체의 대사를 높이기 위한 실험은 위쪽 눈꺼풀에 테이프를 붙여 눈이 깜빡거리는 것을 막고 눈꺼풀 위에 있는 P점을 열로 자극함으로써 이루어졌습니다. 그렇게 하면 2~4배라고 하는 경이적으로 높은 혈류 증폭이 뇌와 안면 등에서 일어나 노화에 의해 발생하는 노안이나 백내장 등의 퇴행성 병변이 크게 감소하게 됩니다.

또 노안과 백내장뿐 아니라 우리 신체에 역노화가 일어나 난치병인 파킨슨병 역시 눈에 띄게 회복되고 생활 습관병과 노화에 의한 변형성 슬관절증이 당연한 것처럼 낫습니다.

그리고 역노화는 오랜 세월 안검하수 때문에 앞을 볼 수 없었던 증상을 순식간에 치유합니다.

이런 신비하다고까지 말할 수 있는 역노화 현상을 분석해 보았습니다. 우리 인간의 신체를 총괄하는 뇌가 가장 직접적으로 체외에 노출한 기관은 눈이라고 할 수 있습니다. 그런 눈에서 가장 가까운 곳인 눈꺼풀 위 P점에 열을 자극하면 뇌와 안면에 대량의 혈류 공급이 실현되고 수정체를 중심으로 한 대사 촉진과 함께 그 효과가 뇌 전체로 파급되어 더욱더 활발한 혈류 증가 및 성장 호르몬의 분비 촉진이 발생합니다. 이로 인해 중뇌의 흑질이 활성화되고 손상된 세포의 수복 및 재생이 이루어질 가능성이 충분히 있을 것이라 예상됩니다.

7 | 히트 쇼크 프로틴 효과

1962년 이탈리아의 유전학자 리토사는 초파리에 열 스트레스를 가하며 퍼프를 관찰했습니다. 퍼프란 염색체에서 부풀어 오른 부분으로 그는 이곳에 열 스트레스를 가하면 그전에는 발견하지 못했던 유전자가 발현된다고 보고했습니다.

그 뒤 퍼프에서 합성되는 단백질은 히트 쇼크 프로틴(Heat Shock Protein, HSP, 열 쇼크 프로틴)이라 불리게 되었습니다.

HSP는 열 스트레스나 가압 스트레스, 화학 물질, 기아 등 다양한 스트레스 상황에서 유도되며 대장균에서 인간에 이르기까지 대부분의 생물에서 볼 수 있는 현상이라 합니다.

지구가 막 생겨났을 때는 강력한 자외선, 우주선, 전류에 노출되어 있었을 것이고 그런 가혹한 환경 속에서 탄생한 생명체에게 있어 갖가지 스트레스로부터 자신을 지키는 HSP는 없어서는 안 될 존재였을 거라 생각됩니다.

예를 들면 병원성 대장균(O157)에도 HSP가 존재하는 것으로 알려져 있으며 열 스트레스를 가하면 HSP가 유도됩니다.

즉 병원성 대장균에 미리 열 스트레스를 가해 놓으면 O157을 치사 온도로 가열해도 사멸되지 않는다는 것입니다.

식물에도 HSP가 유도되는 것으로 알려져 있습니다.

예를 들어 보통 토마토는 완숙되는 데 7일 정도가 소요되나, 42℃로 24시간 가열할 경우 2배인 15일이 걸립니다.

토마토를 우리 인간에 비유하면 가열을 통해 오래도록 젊게 장수한 것이라 할 수 있겠지요.

필자가 개발한 '스트레스 프리 역노화 요법'은 눈꺼풀 위 P점을 자극하여 수정체의 대사 촉진을 목적으로 시작되었습니다. 앞서 반복해서 말한 것처럼, 그 결과 뇌와 안면부의 활발한 혈류 증가를 실현시켰습니다.

실험 당시 눈이 깜빡거리는 것을 방지하기 위해 위쪽 눈꺼풀과 아래쪽 눈꺼풀의 중앙부에 테이프를 붙였습니다만, 사실 이 테이프는 히트 쇼크 프로틴 효과(HSP)의 활성화에 큰 역할을 했을 가능성이 있습니다.

42℃가 되면 세포를 지키는 HSP 관련 유전자가 다량 발현된다는 연구 결과가 있습니다.

'스트레스 프리 요법'에서 쓰는 직경 1.5밀리미터짜리 도자는 그 내부에 있는 13개의 목재 소재가 발하는 열을 도자에 전도하며 화상을 입지 않는 48℃ 미만의 온열을 사용합니다.

그런 만큼 도자에 의한 온열 효과는 HSP에 가장 효과가 있는 42℃에 한없이 가까웠을 가능성이 있는 것입니다.

히트 쇼크 프로틴 효과는 1962년에 그 존재가 알려졌지만 좀처럼 그 작용이 어떤지 명확히 정리되지는 못했습니다.

프랑스에서는 사교계에 데뷔하는 젊은 귀부인을 따라다니며 시중을 드는 나이 많은 부인을 '샤프롱'이라고 부릅니다. 히트 쇼크 프로틴은 노화 등으로 병적 상태가 된 눈과 뇌의 세포를 조용히 수복·재생시키는, 샤프롱과 같은 역할을 할 가능성이 있다고 생각합니다.

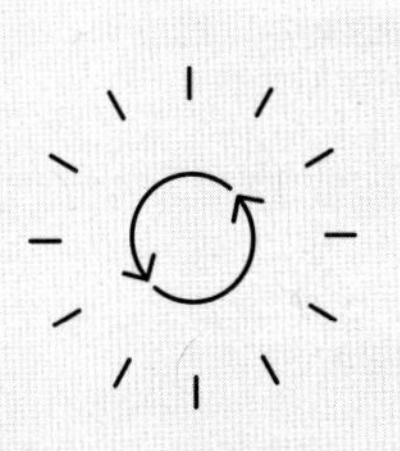

제6장

오래된 고민이 사라졌다

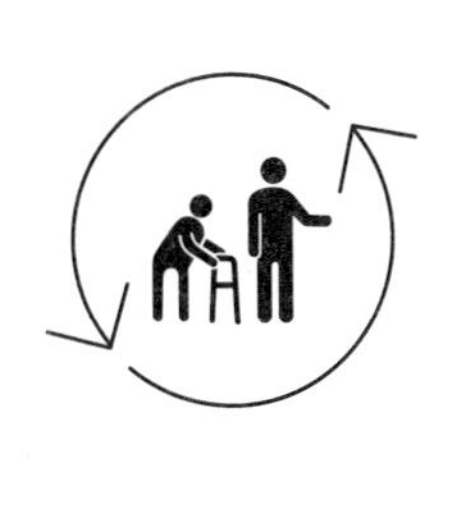

지금까지 '스트레스 프리 요법', '스트레스 프리 역노화 요법'에 대해 설명드렸습니다만 마지막으로 '스트레스 프리 요법' 그리고 '스트레스 프리 역노화 요법'을 받은 사람들의 체험담을 소개하도록 하겠습니다.

1 | 노안이 하루 만에 나았다(55세/여성)

보험 설계사를 시작한 지 10년째입니다.

고객을 만나게 되면 자료를 보며 설명해야 하는데, 작은 글씨를 읽을 수 없게 되어 노안경에 의지하게 되었습니다.

그 무렵부터 료토쿠지 선생님에게 도움을 받게 되었습니다. 정기 방문 때 인체가 회춘하는 '스트레스 프리 역노화 요법' 이야기를 듣고 개원한 지 얼마 안 된 긴자의 클리닉에서 진료를 받기로 했습니다.

솔직히 인체가 회춘하여 노안이 나을 수 있다니 반신반의했습니다.

하지만 진료를 받은 다음 날이 되자 노안이 깨끗이 나았고 시야도 그전과는 달리 밝아져 깜짝 놀랐습니다.

정말입니다. 작은 글자도 읽을 수 있게 되어 오히려 작은 글자를 찾아서 보게 되었습니다. 그뿐만이 아닙니다. 피부가 매끄러워지고 얼굴에 있었던 작은 기미도 깨끗하게 사라졌습니다.

또 얼굴이 작아지고 화사해져 고객을 방문하면 곧잘 이런 말을 듣습니다.

"아니? 얼굴도 좋아 보이고 피부도 윤기가 대단하네요."

덕분에 저 스스로도 늙었다는 이미지에서 회춘했다는 이미지를 가질 수 있게 되었습니다. 정말 기쁩니다.

이렇게 다시 젊어질 수 있도록 이끌어 주신 료토쿠지 선생님께 정말 감사드립니다.

2 | '스트레스 프리 역노화 요법'으로 세계(시계)가 되살아났다 (63세/남성)

'스트레스 프리 요법'에 대해 알게 되고 그 효과가 뛰어난 것을 실감한 것은 치료 체험을 통해서였습니다.

한여름에도 잘 때는 이불을 손에서 놓지 못하는 저였습

니다만 치료 체험을 한 날 밤은 몸이 후끈거리는 것이 신기하다는 느낌이 들었습니다.

고지혈증 치료를 받고 있던 저는 '스트레스 프리 요법'을 시작하고 2주 만에 중성 지방치가 300 내외에서 100 내외로 개선되었고 그 뒤로는 병원을 가지 않아도 되는 것은 물론이고 약을 먹지 않아도 되게 되었습니다.

그 효과에는 정말 놀랐습니다.

어느 날인가 안과 질환 치료를 위한 새로운 스트레스 프리 치료점의 체험('스트레스 프리 역노화 요법')이 있다는 말을 들은 저는 자원해서 손을 들었습니다.

정상압 녹내장으로 오랜 기간 안과를 다니고 있었기 때문입니다.

우선 첫 번째 치료로 시야가 밝아졌고 또 일주일도 지나지 않아 노안이 개선되었습니다.

2주가 지날 무렵에는 식사할 때도 끼고 있던 도수가 +2.5인 노안경이 전혀 필요 없게 되었습니다.

3주가 지날 무렵에는 먼 곳도 잘 보이게 되었고 그 후 안과에서 검사를 받아 보니 시력이 오른쪽이 1.0→1.2, 왼쪽이 0.8→1.0이 되어 있었습니다.

노안도 그렇고 근시도 그렇고 눈의 원근 조절 기능이 돌아온 것을 실감했습니다.

서양 의학에서는 낫지 않는다고 하는 녹내장 역시 마찬가지였습니다.

'스트레스 프리 역노화 요법'을 시작한 뒤 한 달간 병원에서 시야 검사를 받을 때마다 결손 영역이 작아졌습니다.

시계가 돌아온 것입니다.

실명 가능성과 항상 같이 살았던 저에게 시계가 돌아온 것은 마치 세계가 되돌아온 것은 감동이었습니다.

불치병이 나았다는 실감과 함께 느끼는 이 감동은 말로 다 표현할 수 없습니다.

왜냐하면 저 자신이 의료직에 있어 녹내장은 고칠 수 없는 질병이라는 사실을 의학적 상식으로 알고 있었기 때문입니다.

'보인다, 보이지 않는다'는 일상적으로 자각할 수 있는 감각입니다.

같은 고민을 하는 사람들에게 큰 목소리로 외치고 싶습니다. '스트레스 프리 역노화 요법'을 당장이라도 시작하라고.

'보이게끔 되었다'는 기쁨과 감동은 멋지다는 말 외에는 달리 표현하기 어렵습니다.

녹내장 완치를 향해 더 많은 기대감을 안고 '스트레스 프리 역노화 요법'을 계속해 나가고 싶습니다.

3 | 근시가 나았고 발기 부전과 심했던 화분증도 나았다 (44세/남성)

저는 2017년 12월부터 '스트레스 프리 요법'을 시작하였으며 그로부터 벌써 3년 반이 지났습니다.

약 15년 전인 2005년 무렵부터 심한 화분증으로 고생하였는데, 매년 12월경부터 4월까지는 특히 눈과 코에 심하게 증상이 나타났습니다.

시판되는 알약이나 점비약, 점안약뿐 아니라 코밑에 바르는 연골, 고글형 안경, 방에는 꽃가루에 좋은 공기 청정기까지 사용하는 등 이런저런 방법을 다 써 봤지만 증상은 매년 심해지기만 했고 5년 전부터는 병원에 가 항알레르기 약을 먹게 되었습니다.

하지만 아무리 먹어도 증상은 좋아지지 않았고 약의 부

작용인 강한 졸음 때문에 업무에도 지장을 받게 되었으며 생활의 균형이 무너지면서 스트레스가 생겼고 만성적인 위통, 설사, 두통, 거기에 발기 부전까지 오게 되었습니다.

그 뒤 수년 동안은 어떻게든 살다가 '스트레스 프리'라고 하는 말에 이끌려 '스트레스 프리 요법'을 시작했습니다.

기본적인 네 점에 치료를 시작하는 것과 동시에 병원에서 처방받았던 알레르기약은 복용을 중단했습니다. 그런데 그날 밤부터 콧물과 눈의 가려움이 훨씬 줄어들었고 수면의 질도 향상되었으며 다음 날부터 시작된 업무는 예전보다 훨씬 더 집중이 잘되는 등 며칠 동안의 치료로 생활리듬이 좋아지게 되었습니다.

지금도 매일 치료를 하고 있으며 화분증, 위통, 발기 부전 등도 사라져 최근 3년 반 동안은 약을 한 번도 먹지 않았습니다.

심신 모두 건강하고 충실한 날들을 보내고 있습니다. 그런데 작년 말부터 시력의 저하를 느끼기 시작했고 사용하던 안경도 맞지 않게 되었기에 다시 상담을 하자 새로운 경혈을 알려 주셨습니다.

올해 3월부터는 지금까지 했던 기본적인 네 곳의 치료 외에 새로운 경혈에 대한 치료를 30분 추가하여 합계 65~75분간 치료를 받기 시작했습니다.

가장 먼저 느낀 것은 스마트폰의 사용 등으로 저절로 축적되었던 안정 피로가 극적으로 개선되었고 예전보다 수면의 질이 향상된 것입니다.

한 달 정도 지나자 예전에는 하나의 큰 덩어리로만 보이던 도로 반대쪽에서 기다리는 사람들도 한 사람 한 사람 구분하여 인식할 수 있게 되었고 집의 벽돌이나 거리의 간판, 표지판 등의 색깔 구분도 확실히 할 수 있게 되었습니다.

희미하게 보였던 색깔과 색깔의 경계가 확실하게 보이니 길을 걸어도 이런저런 풍경이 무척이나 아름답게 느껴졌습니다.

그 뒤에도 치료는 계속 받고 있으며, 3개월쯤 지난 지금은 5미터 정도 앞을 달리는 자동차의 번호까지 인식할 수 있게 되어 조금씩 개선되고 있다는 것을 실감하고 있습니다.

앞으로도 건강 상태를 유지하고 향상시키는 것은 물론 근시 개선을 위해 치료를 계속 받을 생각입니다.

4 | 안검하수, 주부관증후군, 역류성 식도염이 나았다 (76세/남성)

2021년 5월 친구의 소개로 료토쿠지대학의 료토쿠지 선생님을 만나게 되었을 때 료토쿠지 선생님으로부터 '스트레스 프리 역노화 요법' 이야기를 듣고 감동했습니다.

또 료토쿠지대학은 슬로건 중 하나로 '배우면서 아름답게 건강해지는 대학'이라는 것이 있어 더 흥미를 가지게 되었습니다.

선생님의 호의로 '스트레스 프리 기구'를 받게 되었고 사용법을 알려 주는 교육용 비디오를 보며 '스트레스 프리 요법'을 시작했습니다.

사실 저는 75세를 넘어가면서 안검하수 때문에 앞이 잘 보이지 않았고 그로 인한 짜증스러움 때문에 고민하고 있었습니다.

병원에서 진찰을 받아 보니 수술을 하는 방법밖에 없다고 해 어떻게 해야 하나 망설이고 있었습니다.

또 2020년 여름부터는 왼손 새끼손가락이 저려 왔습니다.

조만간 나을 거라 생각하고 경과를 보고 있었습니다만

좋아지기는커녕 다음 해 1월이 되자 식사할 때 젓가락을 들 수 없게 되고 말았습니다.

또 새끼손가락뿐 아니라 약손가락까지 저려 와 손을 정교하게 움직일 수 없게 되어 정형외과를 찾아가니 주부관증후군이라는 진단을 받았고, 2021년 3월에는 수술을 받았습니다.

제 팔 길이는 팔꿈치부터 손가락 끝까지 40센티미터 정도 되는데, 수술 뒤 회복은 하루에 1밀리미터씩, 즉 4백 일이나 걸린다고 했고 수술 뒤에도 움직임이 부자유스러울 거라 하였습니다.

게다가 오랜 세월 위산 과다로 위약을 손에서 놓지 못하는 일상이 이어지고 있었습니다.

이런 몸 상태 때문에 곤혹스러워하다가 '스트레스 프리 요법'에 기대를 품게 되었습니다.

교육용 비디오와 첨부된 자료를 보고 좌우 F점, 왼쪽 다리의 족삼리 및 오른쪽 N점에 도자를 장착한 지 약 1개월이 지나자 치료까지 4백 일 걸린다는 주부관증후군의 저림과 다른 증상은 대부분 사라지고 움직임의 부자유도 느끼지 않게 되었습니다.

그뿐 아니라 짜증스럽던 안검하수도 어느 사이엔가 개선되어 깜짝 놀랐습니다.

또 오랜 세월 있었던 위산 과다 증상도 사라져 위약에 의존했던 지난날들이 거짓말처럼 느껴질 정도입니다. 결론적으로 지금은 예전보다 훨씬 몸이 가벼워졌고 회춘한 것을 실감하고 있습니다.

5 | 깊은 수면으로

세무사 업무는 숫자를 상대하는 것이라 생각하기 쉽습니다만 사실은 고객을 상대하는 업무입니다.

결산 보고, 회계 보고, 신고서 등의 서류를 정리해야 합니다만 그러기 위해서는 고객으로부터 업무 내용을 듣고 원하는 것이 무엇인지 캐치해야 할 필요가 있습니다.

제출 기한이 정해져 있으므로 회사의 결산 월과 확정 신고 기일이 다가오면 업무가 힘들어질 수밖에 없습니다.

이런 업무를 반복하다 보니 압박감이나 스트레스 때문인지 밤에 좀처럼 잠에 들지 못하는 날들이 많아졌습니다.

잠을 자지 못하면 다음 날 업무가 힘들어집니다. 힘들어지면 스트레스를 더 받게 됩니다. 그리고 불면이 거듭되는 악순환으로 이어집니다.

데스크 업무가 많은 까닭에 어깨가 아파 마사지를 받으면 나아질까 기대하고 받아 보았습니다만 큰 변화는 없었습니다.

제가 '스트레스 프리 요법'을 받게 된 계기는 어머니 때문이었습니다.

어머니에게는 가벼운 우울증이 있었습니다. 하지만 '스트레스 프리 요법'을 받은 뒤 밝아진 모습을 보고 저도 혈류 개선으로 스트레스를 해소할 수 있지 않을까 생각한 것입니다.

'스트레스 프리 요법'을 받으니 몸 전체가 따뜻해지는 것이 느껴졌습니다. 스트레스가 사라진 건지 아닌지는 알 수 없었지만 받은 날 밤은 숙면을 취할 수 있었습니다.

며칠 숙면을 취할 수 있는 날이 계속되는 것을 보고 지금도 요법을 받고 있습니다.

사실 원래부터 시력이 좋은 편이 아니고 업무에도 컴퓨터를 사용하는 만큼 업무 중에 화면이 뿌옇게 보일 때가 있습니다.

안경은 쓰고 있지만 최근에는 예전보다 화면이 잘 보이지 않게 되었습니다. 그 때문에 시력도 개선하고 싶다는 생각이 들었습니다.

그래서 2주에 한 번, 월요일부터 금요일까지 일을 하고 주말에 '스트레스 프리 요법'을 받고 다음 주 업무를 준비하는 패턴을 이어나가고 있습니다.

'기일까지 다 할 수 있을까', '고객의 요구에 부응할 수 있을까' 하는 불안감도 사라졌습니다. 무엇보다 업무에 대해 긍정적으로 생각할 수 있게 된 것이 제게 있어서는 가장 큰 효과라고 생각합니다.

6 | 처음으로 실시한 날부터 온기가 지속! 냉증이 개선되어 따끈따끈하게(40대/여성)

저는 정말이지 냉증이 심하고 자주 빈혈을 일으키는 체질입니다.

'스트레스 프리 요법'을 만나기까지 나름대로 시행착오를 계속해 왔습니다. 한방약이나 침구는 물론 '냉증에는 생강이 좋다'는 말을 들으면 생강을 먹고 '발효 식품이 좋다'라는 말을 들으면 그것도 시험해 보기도 했고, 평소의 생활에서도 목욕탕에 들어가면 반드시 욕조에 몸을 담그고, 또한 차가운 것은 먹지 않는다든지 등등 웬만한 건 이것저것 다 실천해 왔습니다. '피의 순환을 좋게 만들어 냉증을 없애준다'고 하는 치료법과 건강법은 거의 다 한 번씩은 해 봤다고 생각합니다.

많은 노력을 기울인 결과 냉증이 일시적으로 호전되었던 적도 있습니다.

하지만 빈혈은 해가 갈수록 심해지기만 했습니다.

그럴 무렵 친구로부터 '스트레스 프리 요법'을 소개받은 것입니다. 솔직히 말해 그때는 반신반의했습니다.

"불과 30분 정도 누워서 경혈을 따뜻하게 해 주는 것만으로 몸 상태가 개선된다"라는 말을 들어도 그럴 리 없지 않나 하는 생각이 들었습니다.

게다가 요코하마의 집에서 료고쿠의 클리닉을 다니려면 왕복 세 시간은 걸립니다. 실제로 발걸음을 옮기기까지의 허들이 꽤 높았으며 좀처럼 결심을 하지 못했습니다.

하지만 냉증에 대해 공부를 하다 보니 한방 책에서도 침구 책에서도 항상 '혈류가 얼마나 중요한가' 하는 이야기를 볼 수 있었습니다. 그런 까닭에 '스트레스 프리 요법'의 근본적인 원리는 말이 된다는 생각이 들었습니다. '원리가 타당한 이상 효과도 있을 것'이라고 생각한 저는 결심 끝에 클리닉에 가게 되었습니다.

그리고 첫 번째 진료에서 극적인 효과를 실감하여 무척이나 놀랐습니다.

'스트레스 프리 요법'의 본질은 '경혈의 자극'이므로 그 자체는 특히 놀라운 것이 아니었습니다. 솔직히 치료 중에는 '겨우 이 정도인가' 하는 생각이 들었습니다.

하지만 집에 돌아온 뒤 제 생각은 바뀌었습니다. 그날 밤은 잠이 들 때까지 계속 몸이 따뜻했던 것입니다.

제가 예전에 경험했던 침구나 마사지, 핫 요가, 사우나 같은 냉증 대책의 경우 '그것을 하는 동안에는 따뜻해져도 끝나면 금방 차가워진다'는 것이 당연했습니다. 어떤 방법을 시험해 봐도 따뜻해지는 것은 그때뿐이었습니다. 그런 제 생각을 '스트레스 프리 요법'이 처음으로 뒤집은 것입니다.

저는 냉증으로 항상 얼굴색이 안 좋았고 목욕을 한 직후에도 남편으로부터 "진짜 목욕을 한 거야?"라는 말을 들을 정도였습니다. 하지만 '스트레스 프리 요법'을 처음 체험한 날 밤은 제 혈색이 너무 좋아 남편이 무척 놀랄 정도였습니다.

'스트레스 프리 요법'을 받게 된 지 반년이 지났습니다. 그로 인해 극적으로 건강해진 것은 아닙니다만 냉증 개선과 함께 점점 체질이 변하는 것을 실감하고 있습니다.

사실 '스트레스 프리'를 시술해 주시는 선생님으로부터는 "이 치료만으로 좋아집니다. (그러니 다른 치료법은 그만두어도 좋습니다)"라는 말을 들었습니다.

그렇다고 해도 저는 요통이라든지 뻐근함에는 침이 더 잘 듣는다고 생각했기 때문에 잠깐 동안은 침도 계속 맞았습니다.

어느 날 '스트레스 프리 요법'을 받은 뒤 그대로 침을 맞으러 가게 되었습니다. 그런데 침을 맞는 순간의 느낌이 완전히 달랐습니다.

저는 몸이 무척 딱딱한 편이어서 침구사 선생님으로부터 자주 "침이 잘 안 들어간다"라는 말을 들을 정도였습니다. 항상 침을 놓으면 제 근육이 침을 붙잡는 느낌이 들고 잘 들어가지 않았습니다. 그러나 '스트레스 프리 요법'을 받고 난 직후에는 침이 아무 저항 없이 쉽게 들어가는 느낌이었던 것입니다.

그 사건으로 '내 몸은 '스트레스 요법'으로 인해 변했다'라는 확신을 가지게 되었습니다.

7 | 고혈압이 당연한 것처럼 나왔다

'스트레스 프리 요법'과 처음 만난 것은 2014년 11월로 목과 허리의 통증 때문에 정형외과를 다니기 시작할 무렵이었습니다.

그 무렵 저는 고혈압으로 고민하고 있었습니다. 최고 혈압이 170대로, 오랫동안 다니던 병원의 의사 선생님으로부터 처방을 받아 혈압을 낮추는 약을 먹고 있었습니다. 그 외에도 죽종(고름이 쌓여 혹이 생기는 질병), 지방간, 변비, 수면 장애, 하지 혈행 불량, 헤르페스 등 다양한 증상이 나타나고 있었습니다.

다니기 시작한 병원에서 혈류를 개선하면 몸의 안 좋은

부위가 좋아지는 '스트레스 프리 요법'을 알게 되자마자 허겁지겁 달려갔습니다.

처음에는 가장 증상이 심각했던 죽종의 통증을 고치고 싶다는 마음뿐이었습니다. 2012년 다리에 증상이 나타나 혹을 제거하기 위해 수술을 했을 때 치료 뒤에도 통증이 있을 거라는 말을 들었는데 그 말대로 걷기도 힘들 정도였습니다. 다리의 피부 색깔도 검붉어졌고 통증 때문에 계속 고통을 받았습니다.

치료를 시작하고 5개월 정도가 되었을 무렵 다리의 피부색이 개선된 것을 깨달았습니다. 통증도 예전만큼 느끼지 않게 되었습니다. 사실 외출하는 것도 부담스러웠기 때문에 너무 기뻤습니다.

그렇지만 그것만이 아니었습니다. 혈압이 정상이 된 것입니다. 130대까지 떨어져 단골 병원 의사도 깜짝 놀랐고 약도 먹지 않게 되었습니다.

게다가 목과 허리의 통증도 완화되었습니다.

지방간도 있었지만 간장의 수치도 좋아졌습니다.

변비로도 고생을 했지만 지금은 변비약을 먹지 않게 되었습니다.

최근에는 숙면도 취하게 되었습니다.

그리고 헤르페스도 사라졌습니다.

그런 증상이 어떻게 나타나게 되었는지 지금이 되어서야 생각해 봅니다. 증상이 나타날 때는 그것을 개선하는 일만으로도 머릿속이 복잡해 왜 그렇게 되었는지는 생각하지 않았습니다.

하나하나의 요인은 모르겠지만 제가 의식하지 못하는 와중에 역시나 스트레스를 받았기 때문이라는 생각이 듭니다.

그로 인해 혈류가 부족해졌고 그것이 여러 곳에서 영향을 끼친 것 같습니다. 죽종도 피부 노화물이 원인이므로 무엇보다 혈류가 중요하다고 생각합니다.

처음에는 매주 다녔지만 지금은 월 2회 정도 '스트레스 프리 요법'을 받고 있습니다. 앞으로도 계속하고 싶다고 생각합니다.

8 | 만성 상인두염과 정맥류가 나았다(50대/여성)

5년도 더 전부터 인두에 위화감을 느꼈고 그 외에도 후

비루, 기침이 계속되어 고민이었습니다.

거기에 어깨 결림과 두통, 이명까지 더해져 고통받고 있을 무렵 만성 상인두염이라는 진단을 받고 5년 이상 정기적으로 멀리까지 치료를 받으러 다니고 있었습니다.

이 질병에 대한 치료 기술을 가진 선생님이 적은 탓도 있어 어쩔 수 없이 멀리까지 병원을 가게 된 것입니다.

하지만 자택에서 '스트레스 프리 요법'을 매일 30분씩 하게 되자 이런 증상이 순식간에 개선되었고 5년 넘게 다니던 병원에서 다 나았다는 진단을 받게 되었습니다.

그때 병원에 있던 간호사들과 직원분들이 갑자기 큰 박수를 쳐 주셨고 저는 감격한 나머지 눈물을 흘리기도 했습니다.

하지만 제 기쁨은 그것뿐만이 아니었습니다.

놀랍게도 하지 정맥류가 저절로 나은 것입니다.

또 "요즘 예뻐지고 좋아 보인다"라는 칭찬의 말을 주위 사람들로부터 듣게 되어 너무나도 기쁩니다.

9 | 전립선이 나았다. 불과 열흘 만에 종양 검사 수치가 격감 (80대/남성)

저는 2017년 12월의 어느 날 한밤중에 엄청난 복통을 느끼고 잠에서 깨어났습니다. 너무나도 아파 호흡도 제대로 할 수 없었기 때문에 오전 4시에 가족의 차를 타고 병원 응급실로 가게 되었습니다.

전날부터 변비가 있었으니 이 복통도 변비가 원인일 거라고 안이하게 판단한 저는 의사 선생님께 그렇게 이야기했고 관장을 받았습니다.

그러나 효과는 전혀 없었고 의사 선생님으로부터 "하루나 이틀 정도 변비였다고 해도 보통은 이렇게 아플 수가 없다. 최악의 경우 암일 가능성도 있으므로 큰 병원에서 정밀 검사를 하는 편이 좋겠다"라는 말을 들었습니다.

아침이 되어 다시 큰 병원으로 가 검사를 하게 되었을 때 소변 검사를 하려는데 소변이 나오지 않는 것을 알게 되었습니다. 의사는 검사 결과가 나올 때까지 3일이 걸릴 거라고 했고 일단 집으로 돌아갔습니다.

그 뒤로 소변을 강제적으로 배출하기 위해 요관에 카테

터를 삽입하고 (소변을 받기 위해) 봉지를 매단 상태로 생활하기 시작했습니다. 어쨌거나 복통은 가라앉았지만 외양은 거의 중환자나 마찬가지였습니다. 저는 암담한 기분이 들었고 자택에서 요양하기로 했습니다.

자택에서 요양을 계속하다 3일 뒤 검사 결과를 듣기 위해 병원으로 갔고 의사로부터 '신결석 및 전립선 비대'라는 말을 들었습니다. 게다가 암일 가능성도 있다고 했습니다. PSA(전립선 특이 항원)이라는 마커 검사에서 정상 수치가 4 이하인 것에 비해 저의 수치는 27이었습니다. 의사의 말에 따르면 "암일 확률이 절반 이상"이라는 것이었습니다.

일단 "신결석과 전립선 비대는 지금 당장 어떻게 될 정도의 중병은 아니니 잠시 경과를 관찰하자"라고 이야기를 들었지만 역시 문제는 암 쪽이었습니다.

그때 시점으로는 실제로 암인지 아닌지 정확히 알 수 없었으므로 10일 뒤 정밀 검사를 받기로 했습니다. 그리고 그 검사의 결과가 나오는 것은 또 3일 뒤였기 때문에, 2주 정도는 '암일 수도 있고 아닐 수도 있다'고 하는 불안한 마음으로 인생의 마지막을 생각했습니다.

그런 생활을 계속하던 중에 친척인 료토쿠지 선생님께서

연말 인사차 방문해 주셨습니다.

“무슨 일입니까?”라는 물음에 지금의 상황을 설명하자 “‘스트레스 프리 요법’을 시험해 보십시오”라는 대답을 들었습니다. 지푸라기라도 잡는 심정으로 그날부터 하루 30분에서 1시간씩 자택에서 ‘스트레스 프리 요법’을 실시했습니다.

그러자 ‘스트레스 프리 요법’을 시작하고 3일 뒤 몸이 편안해지고 숙면을 취할 수 있게 되었습니다.

그리고 정밀 검사 결과에 놀랐습니다. 신결석은 있었습니다만 검사의 다른 여러 수치가 좋아진 것입니다. PSA 수치도 정상치보다 떨어졌고 암 세포도 전혀 발견할 수 없었습니다.

계속 삽입하고 있었던 요관의 카테터는 “일단 떼고 상태를 살펴보자”라고 이야기가 되었고 병원에서 집으로 돌아온 지 몇 분이 지난 뒤에는 자력으로 소변을 볼 수 있었습니다.

지금은 병을 예방하는 차원에서 ‘스트레스 프리 요법’을 매일 빼먹지 않고 실시하고 있습니다.

10 | 당뇨병이 나았다. '약도 주사도 끊었다'(60대/여성)

Y 씨라고 하는 '스트레스 프리 요법'을 받은 60대 환자분의 사례를 소개합니다.

Y 씨의 혈당량은 치료 전에는 두 배, 많을 때는 3.8배까지 증가한 상태였습니다.

Y 씨는 당뇨병 환자로 신장 장애도 있었습니다.

당뇨병을 앓게 된 지 20년이 넘었고 유감스럽게도 당뇨병성 괴저로 한쪽 발을 절단한 상태였습니다. 그리고 병원에서 10종류 이상의 약을 처방받고 있었습니다.

인슐린을 매일 25단위씩 주사 받으며 지금까지 어렵게 살아 오셨습니다.

하지만 지금은 거의 약을 복용하고 있지 않습니다.

인슐린 주사는 금방 그만두었습니다.

'스트레스 프리 요법'에 의해 당뇨병이 개선된 것입니다.

혈당치를 인슐린 주사나 약으로 제어하면서 당뇨병과 공생해 왔으나, 지금은 거의 인슐린 주사 없이 보통의 상태를 유지할 수 있습니다.

그 외에 HbA1c 수치도 봐 둘 필요가 있습니다.

60대 당뇨병 환자의 '스트레스 프리 요법'에 의한 변화

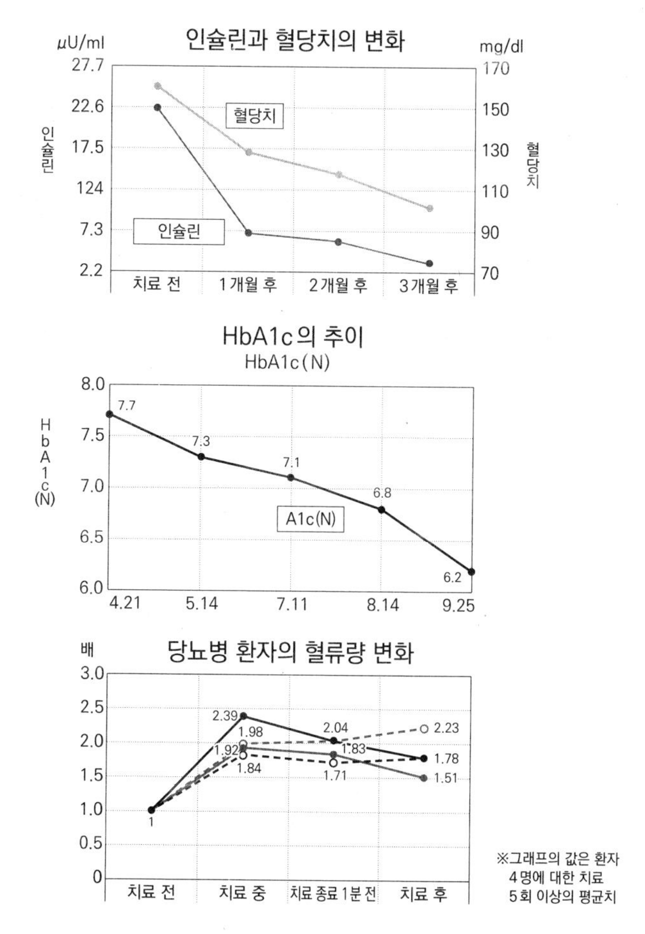

※그래프의 값은 환자 4명에 대한 치료 5회 이상의 평균치

혈류량은 1.5~2.2배 증가한 반면 혈당치, 혈중 인슐린 농도, HbA1c(당뇨병의 리스크를 판별하는 지표) 수치는 큰 폭으로 감소했습니다.

헤모글로빈은 혈당치가 올라가면 혈액 중 글루코스와 결합하는 성질이 있으며 글루코스와 결합한 헤모글로빈의 일부를 HbA1c라고 부릅니다.

그리고 HbA1c는 계측 당시의 값을 나타내는 게 아니라 과거 1~2개월의 혈액 중 당분, 혈당치를 짐작할 수 있게 해줍니다. 그런 만큼 임상 현장에서는 의미가 있고 사용하기 좋은 수치라 할 수 있습니다. 그런 간편함 때문에 당뇨병 환자분들은 HbA1c를 진단 기준이나 혈당 컨트롤의 지표로 삼습니다.

'스트레스 프리 요법'에 의해 약을 줄이고 인슐린 주사를 중단한 상태임에도 지표가 원래대로 돌아가 거의 정상치가 된 것입니다.

이렇듯 놀랍게도 '스트레스 프리 요법'으로 혈중 인슐린 농도가 내려가고 혈당치가 정상화되는 일이 있습니다.

당뇨병성 신장증에 대해

Y 씨는 당뇨병성 신장증도 발생한 상태로 인공 투석은 시간의 문제였습니다.

당뇨병성 신장증은 초기에 알부민(단백질)이 소변에서 증가하는 것에서 시작되고, 나중엔 항상 소변에서 단백질이 나오게 됩니다.

이런 일이 일상화되면 신장은 더욱더 기능이 저하되고 혈성 크레아티닌이 상승하는 신부전기로 발전합니다.

Y 씨도 다음 페이지의 그래프와 같이 '스트레스 프리 요법' 실시 후 신장 기능이 개선되었습니다.

또 신장 기능 개선에는 혈당치뿐 아니라 혈압과 생활 습관의 개선이 필요한데, '스트레스 프리 요법'에 의해 혈압도 정상화되자 환자분 스스로도 당뇨병을 극복하겠다는 의지가 강해졌습니다.

또한 식생활의 개선 특히 고기 중심의 고단백식에서 채소 중심의 식생활로 바꾸는 노력이 있었다는 사실을 덧붙입니다.

신장이 계구체라고 하는 모세 혈관의 집합체라는 사실은 널리 알려져 있습니다. 따라서 '스트레스 프리 요법'을 실시하면 혈관 내피 세포 증식 인자(VEGF)와 혈관 작동성 장관 펩티드(VIP)가 유의미한 수준으로 생산됩니다.

인체에 있어 폭넓은 효능이 있다고 알려진 이 VIP는 면

'스트레스 프리 요법'에 의한 신장 기능의 변화

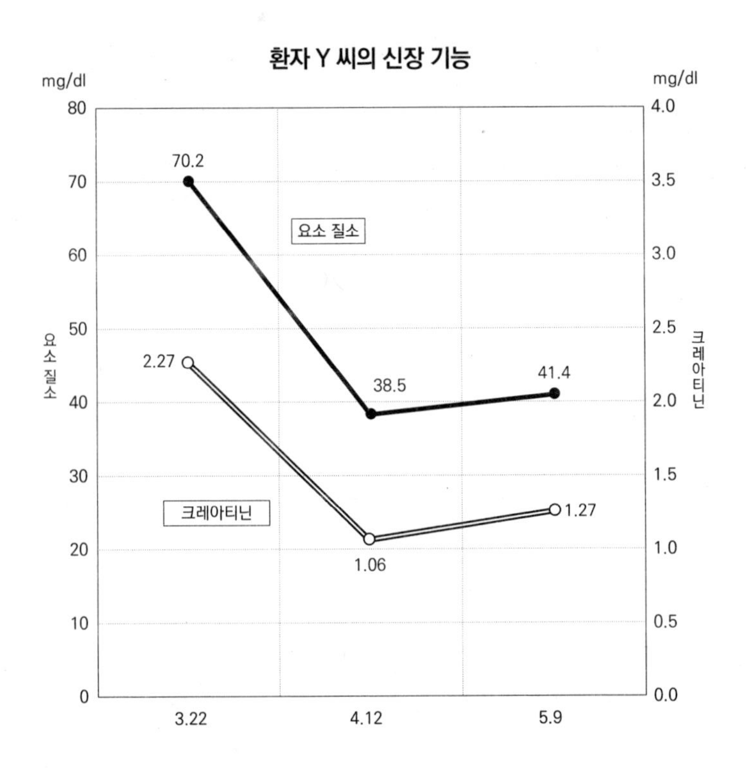

너무 많이 증가하면 신장 기능이 저하되는 요소 질소와 크레아티닌의 분비량이 '스트레스 프리 요법'을 실시하자 줄어들었으며 신장 기능이 회복되었습니다.

역 관용(톨레랑스)에도 중요한 역할을 합니다.

즉 우리 몸 전체의 균형을 잡아 주고 있다고 생각할 수 있습니다.

거듭 언급하지만, VIP의 분비 및 촉진은 심장의 중요 혈관인 관동맥에 작용하여 좁아진 혈관을 확장할 뿐 아니라 동시에 '스트레스 프리 요법'으로 분비 및 촉진되는 VEGF(혈관 내피 세포 증식 인자)와 협력하여 혈관의 수복과 탄력성을 개선하는 것으로 보입니다.

그러므로 '스트레스 프리 요법'을 실시하면 매번 혈관의 탄력성이 향상됩니다.

이는 심부전 개선에 좋다고 생각할 수 있는 요소입니다.

또한 VIP는 소화관을 이완시켜 췌액과 담즙의 분비를 촉진하기도 하고 장의 평활근과 혈관을 넓혀 소화와 흡수를 돕습니다.

이런 일들은 자율 신경 중 부교감 신경이 우위를 차지하는 이상적 환경을 유도한다고 생각됩니다.

11 | 계속 누워 있어야 했던 만성 관절 류머티즘이 개선(56세/여성)

제 병은 42세 때에 시작되었으며 증상은 미열과 양손 손가락의 경직 및 통증, 관절의 팽창과 골 파괴, 활액의 저장 등이 있었습니다. 발병 당시 CRP(염증 반응)는 0.3 전후, MMP-3(matrix metalloproteinase-3)이라는 활막 세포에서 생산되는 단백 분해 효소를 이용한 류머티즘의 활동성 지표를 나타내는 수치는 60~130ng/ml(정상은 17~60ng/ml)이었습니다.

그때부터 MTX(메토트렉세이트)라는 관절 류머티즘의 대표적인 치료약을 처방받아 먹기 시작했습니다.

내복약은 부작용이 심한 까닭에 가능하다면 끊고 싶었지만 저용량을 복용하면 증상이 악화되어 중지할 수 없었고 여러 가지 건강법과 건강 보조 식품의 복용을 시도했지만 시행 착오가 이어졌습니다.

50세를 지날 무렵부터는 외모에도 영향을 미쳐 탈모, 습진으로 인한 색소 침착, 기미와 잡티, 찌든 티 등이 보이기 시작했고 이는 권태감과 함께 같은 저 자신에게 부정적인 감정을 갖도록 만들었습니다.

또 건강을 유지하고 증진하는 데 중요한 운동도 골 파괴로 인해 할 수 없는 시기가 있었는데 불면, 피부 트러블, 우울감 등 '움직이지 못한다'는 행동의 브레이크가 악순환이 되어 모든 것을 힘들게 만들었습니다.

그럴 때 '스트레스 프리 기구'를 알게 되었습니다.

솔직히 새로운 시도를 해 볼 만한 여유도 없었고, 그저 기분 전환 삼아 잠깐 해 보는 정도였습니다.

그 뒤 기구가 개량되어 시험해 본 결과 예전보다 훨씬 더 빨리 혈액이 순환되는 것을 느꼈습니다.

한 번에 한 시간 이상 하다 보면 발톱 끝에 핏기가 생기는 것이 보였고 당연한 말이지만 경직도 줄어들었습니다.

특히 겨울날 아침에 효과를 실감할 수 있었습니다.

장의 움직임도 좋아졌고 찌들었던 얼굴색도 좋아졌습니다. 아침에 두 시간 이상 일어나지 못하고 누워 있는 일이 없어졌으며 눈을 뜨면 활기가 생겨 집안일을 감사하며 할 수 있게 되었습니다.

'스트레스 프리 요법'을 시작한 뒤 느끼게 된 것은 몸이 편해지고 생활의 질이 훨씬 더 향상되었다는 점입니다. 병의 증세를 포함해 불가능한 일에 대한 허탈함, 죄책감 등

현재 상태로 고민하는 시간이 줄었고 제 자신을 조절하는 방법이 있다는 사실에 안심할 수 있습니다. 몸과 마음이 안정되면 외모도 저절로 원하는 모습에 가까워집니다. 뿐만 아니라 진짜 제가 원하는 제 자신이 될 수 있다는 생각을 가지게 되었습니다.

만성 질환을 앓고 있다는 현실을 받아들이면서도 증상을 완화시킬 수 있는 방법을 얻은 만큼 매일 상쾌하게 평온하게 감사하며 지내고 싶습니다.

12 | 우울증이 낫고 나쁜 컨디션 및 불면도 개선! 살아갈 수 있을 만큼 건강해졌다(60대/여성)

저를 처음으로 만난 사람은 대부분 '정말 우울증이었나요?' 하는 표정을 짓습니다.

저는 밝고 건강한 인상이지만 사실 우울증에 걸려 있었습니다.

제가 우울증에 걸린 원인은 한 가지가 아니었습니다.

첫 번째는 멀리 떨어져 살고 있던 시아버지의 병구완 문제가 있었습니다. 그리고 또 한 가지는 좌골 신경통이었습니다. 게다가 섬유근 통증을 진단받기도 했습니다. 그렇게 스트레스가 겹친 것이라 생각합니다.

섬유근 통증의 증상은 몸 곳곳이 경직되거나 피로와 권태감, 두통이 생기거나 울적해지기도 하고 불안감과 불면에 시달리기도 하는 것입니다.

저의 경우는 그런 모든 증상이 있었습니다. 정확하게 50세가 되었을 무렵입니다.

처음의 계기는 모르겠습니다. 무엇이 영향을 끼친 것인지 지금도 알 수 없지만 몸 여기저기가 잘 움직이지 않게 되었고 그것이 우울증을 악화시킨 것이라 생각합니다.

집에서는 계속 울적한 상태였고 낮에도 소파에 누워만 있었습니다.

3년 전 결국 무릎이 굽혀지지 않아 걷는 것도 어려워졌고 집에서 가까운 정형외과와 재활과가 있는 클리닉에 지푸라기라도 잡는 심정으로 가게 되었습니다. 그런데 그 클리닉에 우연히도 '스트레스 프리 요법'이 있었던 것입니다.

클리닉 선생님의 권유를 받아 '스트레스 프리 요법'을 받기로 했으나 처음에는 이렇게까지 제 몸 상태가 좋아질 거라고는 생각지도 않았습니다.

열흘에 한 번 꼴로 통원했습니다. 결론부터 말하자면 아직 걸을 때 지팡이를 사용할 때도 있지만 통증이나 노곤함, 불면 등이 개선되었고 일상생활에서 하기 힘든 일은 거의 사라졌습니다. 식욕도 다시 생겼습니다

무엇보다 우울증 증상이 개선되어 놀랐습니다. 머리의 혈류가 늘었기 때문인지 아니면 몸의 증상이 개선되어 스트레스가 줄어들었기 때문인지 저는 잘 모르겠습니다. 둘 다일 수도 있습니다만 인생을 긍정적으로 생각할 수 있게 되었고 살아갈 수 있는 힘도 얻었습니다. 혼자서도 외출할 수 있게 되었고 여행도 할 수 있게 되었습니다.

그전에는 절 도우려고 가족들도 시간을 쪼개어야 했기 때문에 제가 밝아지자 모두들 기뻐하고 있습니다.

마치며

필자는 방금 '역노화 혁명'이라고 하는 전대미문의 주제로 집필을 마치고 조용한 안도감에 젖은 채 엄청난 희망을 보고 있습니다.

그 이유는 사람의 몸에서 과학적으로 스트레스를 제거하고, 불과 1분 만에 혈류를 2~4배 증가시키고, 나이와 함께 감소하는 사람들의 성장 호르몬을 분비 및 촉진시킬 수 있고, 우리 눈의 수정체를 회춘시킬 수 있는 스위치를 켰기 때문입니다.

그러면 믿기 어렵겠지만 우리 몸이 다시 젊어지게 됩니다.

우리가 가진 의학적 상식으로는 생각하기 어렵지만 모든 사람들에게 찾아오는 노안과 백내장뿐 아니라 노화의 전형적인 질병이라 할 수 있는 당뇨병과 고혈압 등 성인병도 당연한 것처럼 낫게 됩니다.

그뿐만이 아닙니다.

엄청나게 발달한 현대 의학에서도 불치병이라 불리는 파킨슨병을 고칠 수 있고, 사람들로 하여금 일할 의욕을 되찾게 하고, 젊은 시절을 떠올리며 다시 젊어지고 싶어 하는 사람들에게 기미를 사라지게 하는 등, 얼굴도 육체도 젊어질 수 있고 몸과 마음도 젊어질 수 있습니다.

스트레스를 제거하여 성장 호르몬의 분비를 부활시키고 우리 눈의 수정체에 역노화의 스위치를 켠다면 '역노화 혁명'이 일어납니다.

이렇게 사람들을 회춘시키고 행복하게 만들어 주는 발견이 어쩌다 필자에게 찾아왔는지는 잘 모르겠습니다.

그래도 굳이 말한다면 10년 이상의 세월 동안 계속 생각한 만큼 집념이라고 할까, 강한 의지를 축적해 온 덕분이라 생각합니다.

사례가 쌓일수록 저는 '스트레스 프리'에서 태어난 '스트레스 프리 역노화 요법'의 효과를 확신하게 되었습니다.

저는 이 획기적인 기술을 일본이 자랑하는 의료 기술로서 세계에 전파하고 전 세계에 이 기술을 보급시켜 옛날부터 사람들이 소망해 온 불로장수를 뛰어넘는 '역노화 혁명'을 일으킴으로써 보편적 평화와 건강한 세계가 실현되기를 바랍니다.

참고 문헌

Paula A N-C. et al. : The potential association between postmenopausal hormone use and primary open-angle glaucoma. JAMA Ophthalmol. 2014 Mar;132(3):298-303.
Youko ITOH : Secret to effectiveness of Heat Shock Protein(HSP70) 『일본생식내분비학회 잡지』 18.11-15.2013.
『에스트로겐과 혈관』, 다카하시 가즈히로 저, 일본생식내분비학회
『컬러 인체해부학』, Martini, Frederic H. Timmons, Michael J. Mckinley, Michael p. 저, 이노우에 다카오 감수, 니시무라쇼텐
『체온을 올리면 건강해진다』, 사이토 신지 저, 산마크슛판
『파킨슨병 패밀리북』, 모리 히데키 저, 니혼효론샤
『모두의 몸을 지키는 면역학 이야기』, 사카노우에 준 저, 오사카대학출판회
『장수의 스위치』, 료토쿠지 겐지 저, 오쿠무라 고 감수, 겐토샤

역노화 혁명

상식을 뒤바꾸는 스트레스 프리 요법

2024년 12월 20일 1판 1쇄 발행

지 은 이 료토쿠지 겐지
감 수 오쿠무라 고
옮 긴 이 김준
발 행 인 유재옥

이 사 조병권
출판본부장 박광운
편 집 1 팀 박광운
편 집 2 팀 정영길 조찬희 박치우
편 집 3 팀 오준영 이소의 권진영 정지원
디자인랩팀 김보라 이민서
콘텐츠기획팀 박상섭 강선화
디지털사업팀 김경태 김지연 윤희진
라이츠사업팀 김정미 이윤서 임지윤
영업마케팅팀 최원석 윤아림 이다은
물 류 팀 허석용 백철기
경영지원팀 최정연
발 행 처 (주)소미미디어
등 록 제2015-000008호
주 소 서울시 마포구 토정로 222, 502호(신수동, 한국출판콘텐츠센터)
판 매 (주)소미미디어
전 화 편집부 (070)4164-3960 기획실 (02)567-3388
판매 및 마케팅 (070)8822-2301, Fax (02)322-7665

ISBN 979-11-384-8499-2 (03510)